JN206664

医学・薬学系のための
生物統計学入門

［第4版］

今野秀二／味村良雄　共著

ムイスリ出版

第4版にあたって

　医学や薬学でのめざましい進歩にともなって，新しい治療法や新しい医薬品の開発における効果を客観的に実証するために，統計学はますます重要になっている．いまや統計処理の方法も多岐にわたり，複雑になってきている．t 検定と χ^2 検定だけではすまされない．さらに，コンピュータ上で動く統計ソフトの開発も進み，一種ブラックボックスの様相を呈し，アウトプットされた結果をただ受け入れるだけになりがちである．

　このような状況のもとで 15 年前に出版された初版は，統計学の第一歩として，その基礎に焦点をあて，統計学における考え方と典型的な統計処理を取り上げ，さらに医学や薬学で多用される統計処理のいくつかを説明した．また，そのような処理を適用するにあたっての前提条件にも言及し，第 2 版では例題の拡充を行い，等分散の検定や多重比較などを追加した．さらに，第 3 版でも，ノンパラメトリック検定のひとつである中央値の比較検定として，ウィルコクソンの順位和検定（本質的にマン・ホイットニーの U 検定と同じ）を付け加えた．

　そして今回，多重比較の項に，処理数が多い場合に有意差が出やすいテューキー・クレーマーの方法を追加した．

2018 年 12 月

著　者

序　文

　生物統計は，農学や保険統計では古くから活用されていたが，今では私たちの健康との関わりで非常に身近なものになっている．ことに，医学や薬学の世界では治療の表面にこそ出ないが，生物統計は重要な役割をになっており，その内容も非常に多様で多岐にわたっている．たとえば，臨床データの取り方にも工夫を要するなど，この領域での統計処理には広い知識と経験がいると言われている．

　こうした状況をふまえて，この本では基礎に焦点をあてた．たとえば，臨床データから治療効果を判定・比較する方法，生存率を推定する方法，医薬品開発における薬効の有無の判定，薬の安定性，などを取り上げている．さらに，無作為標本の抽出方法，統計処理の厳密な適用のための条件，各統計処理法の特徴などにはとくに注意を払った．

　改版にあたって，医学や薬学の領域で活躍する人たちが生物統計を自由に使えるように，また医学・薬学に現れる標準的な推定・検定問題はできるだけカバーするように心がけた．さらに，等分散の検定，多重比較などを新しく付け加えた．

　一見複雑に見える推定や検定の計算を容易に理解できるように，具体的な数値をもった例題をできるだけ多く挙げて，その計算手順を示した．今日コンピュータのための統計ソフトが広く普及していて，多量のデータや複雑な計算も短時間に処理してくれるが，その結果に到る経過はブラックボックスの中にある．この本での例題の多くはその小さいモデルであり，読者は電卓を用いてその計算の仕組みを理解することができる．

2008 年 1 月

著　者

目 次

第1章 標 本

自然を観察したり実験結果を観察し，それらを数で表すと，その数は何かを語っている．それを読み取るのが統計的推定である．本章での主題は，無作為標本，実験誤差と偏り，平均，メディアン，最頻値，ヒストグラム，分散，標準偏差，標準誤差，変動係数，パーセント点といった用語の中にある．

1.1 母集団と標本

統計は今日，国勢調査をはじめ工場の生産管理，金融，スポーツ，教育，科学など，思いもよらないほど広い領域で活用されている．統計は古くは記述的なものであったが，現在は観測した結果を分析したり，推定をするといった場面で使われることが多い．

たとえば，ある疾患に A という治療法は有効か，を判定するとしよう．まず患者の中から何人かを選びそれを 2 群に分ける．第 1 群には治療 A を施し，第 2 群には治療をしない．一定期間の後，1 群と 2 群について治癒した人数を数える．この観測値から「A に治療効果あり」といえるか否かを判定する．このような判定に統計を使うのである．この方法を **統計的推定** または **統計的検定** という．

この例には「ある疾患の患者全体（この中には未診断の患者も含まれる）」という不特定多数の集団が登場していた．この不特定多数の集団，言い換えると研究対象としての集団を統計では **母集団** とよんでいる．この文章は「治

療 A を施す患者全体」の母集団と「何も治療をしない患者全体」の母集団について，A の治癒率が B より高いかの判定方法を述べたものである．つまり，2 つの母集団の「治癒率という特性」を比較したものである．

　この本では，ある工場で作られる錠剤重量のばらつきはどのくらいか，特定の生活習慣とある種の疾患の間に因果関係はあるか，市販薬に対し新薬の薬効はより高いといえるか，といった問いに対して答えを与えるであろう．これらはいずれも母集団特性の統計的推定という問題に帰着して行われる．

　上の例で，治療 A が有効かを判定するとき，この疾患の患者母集団から 2 群の患者を選んで観察した．第 1 群は治療を受ける患者母集団からの代表であり，第 2 群は治療を受けない母集団からの代表である．それらについての観察から判定をした．このような母集団からの代表を **標本** という．とくに標本数が n であるとき，**大きさ n の標本** という．統計的推定は，標本についての観察から母集団特性を推定することといえよう．

　標本についての観察から母集団の特性を引き出すこと，それが統計的推定である．したがって，推定の結果は標本に依存する．別な標本を選んだら別の推定結果になるかもしれない．ただし，標本数を何千何万と非常に大きくとれば，かなり正確な推定が得られるということはわかっている．しかし，臨床試験などで患者を選ぶとき，標本数はほとんどの場合限られている．したがって，統計的推定では

「標本は，可能な限り偏りのないように選ぶべきである」

　もし偏った選び方をしていたら，推定の信頼性が著しく低下するからである．

　これに関連して，**無作為標本** という言葉がある．偏りのない標本という意味だが，数学的には条件「母集団のどの構成要素も標本に選ばれるチャンスが平等にある」を満たす標本と定義される．実際の臨床試験や動物実験では，無作為標本を抽出するためいろいろな工夫がなされている．1 つの方法としてよく乱数表が使われる．サイコロを振るとどの目も出るチャンスは平等である．乱数表は「サイコロを振って数を出す」という原理を大きな桁数の数

に適用し，出た数を順に並べたものである（乱数表の具体的な使い方については7.2節参照）．

1.2 標本データ

標本についての観測結果を**データ**という．データは研究のタイプに応じて表示されるが，ここでは，動物実験や臨床試験を念頭にまず以下のものを考える．

（1） 身長，体重，収縮時血圧，血中濃度，錠剤に含まれる薬物量など．これらの測定値はある区間内の実数で表され，データはこの区間内の任意の値をとりうる．このタイプのデータを**間隔尺度データ**という．

（2） 「著効，効果あり，効果なし」，「重症度を5段階で評価」，尿検査の「−, ±, ＋」，「改善，不変，悪化」など．これらは順序関係による表示なので，このタイプのデータを**順序尺度データ**という．

（3） 「生存，死亡」，「0, 1」，「効果あり，効果なし」など．この場合は観察結果を単にグループ分けしただけなので「カテゴリ的なデータ」ともいい，成功率や生存率の推定などで使われる．

【注意 1.1】ここでは「間隔尺度」「順序尺度」「カテゴリ的」と分類したが，これは厳密ではなく，重複して2つの分類に入ることもある．また，データとして表示することの難しい事象もある．

次に，標本データのばらつきについて考えよう．まず

「動物実験や人の健康に関係するデータには，必ずばらつきがある」

ということを知っておこう．たとえば，下の数値は10人にコレステロール値を下げる薬を投与し，投与前後の差を調べたものである．

$$0, -6, 4, -62, 9, -7, 35, -11, 14, 16 \qquad (\mathrm{mg}/\mathrm{d}l)$$

コレステロール値を下げる薬なのに，上がっていたり，ばらつきの大きいこともわかるであろう．この例のように，これから取り扱うデータには，いつもこのようなばらつきがあるということを知っておこう．

　ところで，このようなデータのばらつき，あるいはデータに影響を与える
要因として，次の事実が知られている．

- 人間の薬物に対する感受性は，個体差，年齢，性，体重，重症度（患者
  の）により影響を受ける．
- 治療効果は医師や病院により影響を受け，薬効評価のための臨床試験
  では試験施設（病院）に依存した影響を受ける．
- 測定値は，その時間，心理的な要因によっても影響を受ける（たとえば
  血圧など）．
- 動物実験における観測データは，個体差，体重，年齢，性，系統，飼
  育場などにより影響を受ける．
- このほか，温度や湿度などの環境条件，測定機器や測定誤差によるば
  らつきもある．

　これらのうち，測定機器，測定誤差，温度や湿度，標本抽出などによるば
らつきについては，(i) 実験環境を整えたり，処理方法に注意工夫をするこ
とにより，(ii) 標本抽出では無作為抽出を徹底することにより，ある程度ま
で小さくできる．しかし，この種のばらつきはある程度以上はコントロール
不可能である．このタイプのばらつきを**偶然誤差**あるいは**実験誤差**という．

　これに対して，上記要因のうち偶然誤差以外の要因からくるばらつきを**系
統的な偏り**という．すなわち，動物実験および臨床試験の結果得られるデー
タのばらつきには

「**偶然誤差によるものと，系統的な偏りによるものがある**」

ことに注意しておこう．

　動物実験や臨床試験をするとき，まず実験計画あるいは臨床計画を立てる．
そこでは試験の目的を明確にして，精度の高いデータを求めることはもちろ
ん重要なのだが，最も重視されるのは「試験をして得られたデータに系統的
な偏りが入らないように」ということである．そのためには系統的な偏りを
分離したり，系統的な偏りからくる影響を打ち消すように試験計画を立てる
のである．たとえば，治験薬とプラセボの薬効評価試験で年齢による偏りを

取り除こうとする場合，まず年齢層を 45〜54，55〜64，65〜と分割してお
く．次に，各年齢層ごとに被験者を選び，治験薬とプラセボの薬効比較をす
る．比較は同じ年齢層ごとに行われるので，年齢による偏りを除去したこと
になる．臨床試験で患者と患者の担当医が治験内容を知ると偏りを生じる．
二重盲検法はその偏りを除くために行われるのである．生物統計に現れる試
験計画で，交差試験法，完備乱塊法，ラテン方格法などはいずれも系統的な
偏りを避けるための方法である．

> **二重盲検法:** 薬効評価などのための臨床試験で，被験者（患者）と担当
> 医の双方に，「だれがどの種類の処置（治験薬とプラセボ）を受けたかがわ
> からないようにする」試験計画である．もし，それがわかると試験結果
> に偏りが現れるからである．
>
> **プラセボ効果:** 治療効果のないプラセボ（偽薬）を投与したのに病状が
> 改善（悪化）したり，起こるはずのない副作用が現れたりすることをいう．
> こうした報告例は多数ある．プラセボ効果は動物にはなく人間に固有の
> ものと考えられている．

1.3 データとその整理

　調査をして得た数値や観察データについて，それらの数（データ）がどん
なことを語りかけているのかを読み解く科学，それが統計であった．さてデー
タは求まったとしよう．次のステップは，求めた数値やデータを目的に応じ
て整理することである．

　たとえば，**表 1.1** は日本 (Ja)，中国 (Ch)，イギリス (En)，ドイツ (Ge)，
フランス (Fr)，イタリア (It)，ロシア (Ru)，アメリカ (Am)，カナダ (Ca)
の医師数と人口のデータから 1000 人あたりの医師数を求めたものである．い
ろいろな国の医療状況を 1000 人あたりの医師数で表し，比較しやすいよう
に整理したものといえよう．

表 1.1　　1000 人あたりの医師数（2004）

Ja	Ch	En	Ge	Fr	It	Ru	Am	Ca
2.0	1.6	2.2	3.4	3.4	4.2	4.3	2.3	2.1

　データを求めてその整理が済むと，次にいよいよ治療効果の比較や判定の作業に入る．統計的推定であるが，このステップを**統計処理**とよんでいる．その際，統計処理の方法は一通りではなくいろいろな方法があり，どの統計処理が最も適切であるかは実はデータ分布によって決まる．したがって，データ分布の特徴を正しく把握しておくことは，適切な統計処理をするうえで欠かせない条件なのである．

　さて，与えられたデータを整理する最も簡単な方法は，データを大きさの順に並べることである．こうして並べたとき，一番小さいデータ a と一番大きいデータ b との差 $b-a$ をこのデータの**範囲**または**レンジ**という．しかし，データを大きさの順に並べてもデータ数が非常に大きい場合，その特徴はなかなか捉えにくい．一番多い整理法は，まずデータから度数分布表を作り，それを棒グラフやヒストグラムで表し，グラフ化する方法である．

【**例 1.1**】表 **1.2** はある小学校 4 年生（117 人）の身長を測定し，それを度数分布表にしたものである．どの生徒も身長は 110cm と 150cm との間にあった．そこで 110cm と 150cm までを幅 5cm の区間に分割し，各区間に含まれる人数を人数欄に記入したものである．また，**図 1.1** はそれをヒストグラムに表示したものである．ここで，区間 110〜115 は 110 以上で 115 未満を意味する．他も同様．

表 1.2　　小学 4 年生の身長（cm）

身長	人数	身長	人数
110 〜 115	0	130 〜 135	39
115 〜 120	2	135 〜 140	16
120 〜 125	16	140 〜 145	6
125 〜 130	36	145 〜 150	2

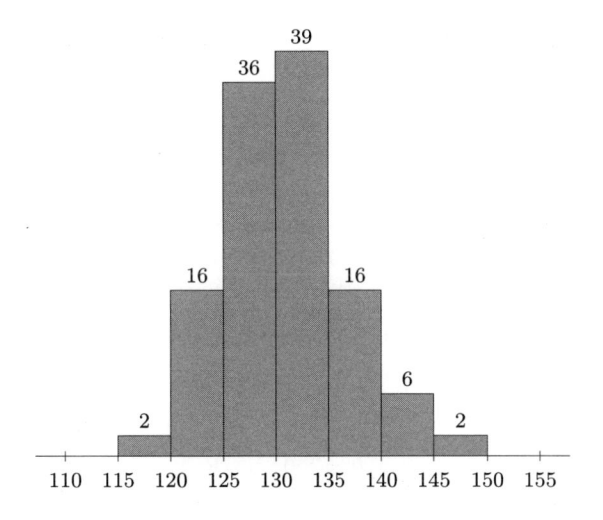

図 1.1　小学 4 年生の身長のヒストグラム

　一般に, 度数分布表はすべてのデータを含む区間 $a \leqq X < b$ をとり, この区間をいくつかの区間に等分割する. その分点を $a = c_0 < c_1 < c_2 < \cdots < c_r = b$ としよう. j は 1 から r まで動くとして, 各区間 $c_{j-1} \leqq X < c_j$ に含まれるデータの個数を f_j とする. そこで表 1.2 のように $c_{j-1} \sim c_j$ と f_j を表示したものが度数分布表である.

　このとき, 区間 $c_{j-1} \leqq X < c_j$ を**階級**といい, f_j をこの階級の**度数**という. 区間 $c_{j-1} \leqq X < c_j$ の中心 $(c_{j-1} + c_j)/2$ をこの階級の**階級値**という. さらに, 度数の一番大きい階級値を**最頻値**または**モード**という. 表 1.2 では度数 39 の区間は 130〜135 で最頻値は 132.5 である.

　データの整理ができたなら「データ分布の特徴を把握する」と述べたが, 以下の点に注目する.

　（1）　データの分布範囲とデータの中心および最頻値の位置を確認し, 実験内容とどのように対応しているかを知る.

　（2）　ヒストグラム表示をしたとき, ほぼ対称であるか, もし偏っていればどちらにどのくらい偏っているかを見る. さらにあとで述べる正規分布に近いか, 偏っていれば対数変換で正規分布に移りそうか.

（3）　飛び離れたデータはないだろうか，もしあればその理由を考える．

【例 1.2】表 1.3 は，ある地区に住む成人男性の収縮期血圧を度数分布表にしたものである．それをヒストグラムに表すと図 1.2 のようになる．このとき，最頻値は 155(mmHg) となり，レンジは 210 − 90 = 120(mmHg) である．

表 1.3　収縮期血圧（**mmHg**）

階級 (mmHg)	度数
$90 \sim 100$	2
$100 \sim 110$	2
$110 \sim 120$	7
$120 \sim 130$	8
$130 \sim 140$	14
$140 \sim 150$	12
$150 \sim 160$	23
$160 \sim 170$	14
$170 \sim 180$	10
$180 \sim 190$	5
$190 \sim 200$	1
$200 \sim 210$	2

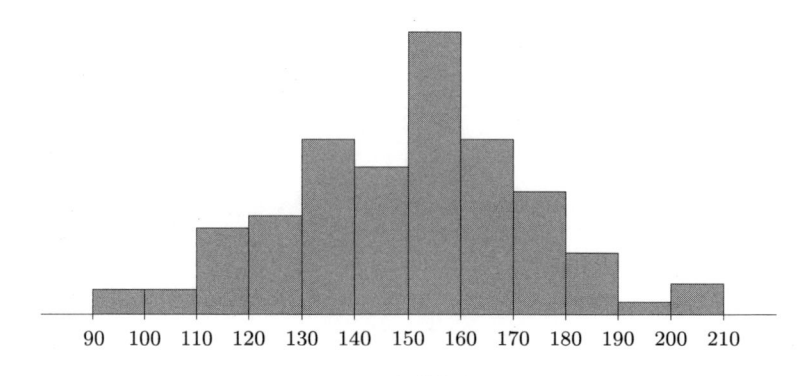

図1.2　収縮期血圧

1.4　標本統計量

いままでは「血圧 70, 80, 90」のように，データは具体的な数の集まりとみなしてきた．これからは，標本データを文字 $x_1, x_2, \cdots, x_n$ で代表的に表しその演算も考えるので，その意味をはっきりさせておこう．

いま，n 人の患者を選び 1 人ひとりに番号 $1, 2, \cdots, n$ をつけておく．第 i 患者の血圧測定値を x_i として，データ $x_1, x_2, \cdots, x_n$ を得たとする．このとき，第 i 患者の血圧は測定時間や状況で変動する．つまり，x_i はつねに変化し続ける血圧のある状況，ある一瞬での測定値であることに注目しよう．x_i のとる値はまた測定誤差を含んでいて，さらに無作為標本としての患者を取り替えても変化する．したがって，第 i 患者の血圧を代表的に x_i と表すとき，文字 x_i のとる値は偶然的あるいはばらつきを含んでいると考えられる．このような x_i を**統計的変量**とか**確率変数**とよんでいる．

一方，第 1 患者と第 2 患者の血圧は互いに無関係に変わるから $x_1, x_2, \cdots, x_n$ は互いに独立な n 変数と考えてよい．

さて，大きさ n の標本データ $x_1, x_2, \cdots, x_n$ が与えられているとしよう．このとき

$$\frac{x_1 + x_2 + \cdots + x_n}{n} \tag{1.1}$$

を**標本平均**または単に**平均**という．以後これを $\bar{x}$ と表すことにする．標本平均はある意味でデータの代表である．とくにデータの分布が対称ならその中心となる．標本平均で標本数 n を限りなく大きくしたときの極限値が**母平均**である．以後，母平均は μ と表すことにしよう．標本平均 $\bar{x}$ は母平均 μ の推定値（近似値）であり，これは標本数を大きくすれば母平均に近づく．

次に，中央値を定義しておこう．「全データの 50% が m より大きく，残り 50% が m より小さいとき」m を**中央値**または**メディアン**という．より詳しくいうと，まず，データを大きさの順に並べる．

$$x_1 \leqq x_2 \leqq \cdots \leqq x_n \qquad (n \text{ はデータ数})$$

このとき中央値は，n が奇数なら真ん中の値 $m = x_{(n+1)/2}$ となり，n が偶数なら真ん中の 2 値 $x_{n/2}$ と $x_{n/2+1}$ の平均 $m = (x_{n/2} + x_{n/2+1})/2$ をとる.

たとえば，データが $8, 7, 4, 8, 7, 6, 5, 6$ のとき，これを大きさの順に並べると $4, 5, 6, 6, 7, 7, 8, 8$ となり中央値は $(6+7)/2 = 6.5$ である. 平均は $(4+5+\cdots+8)/8 = 51/8 = 6.375$，また $6, 7, 8$ は度数が最大ゆえいずれも最頻値である. 平均，中央値，最頻値などはデータの中心的傾向を表す指標である. この 3 つは，データの分布が対称ならほぼ同じ値に近づき，データの代表を表す.

【注意 1.2】表 1.4 の場合，平均月収は 19 万円，だがこの平均月収はこの企業を代表するものではないことに注意しよう. 最頻値および中央値は 10 万円で，月収分布が偏っているためである.

表 1.4　従業員月収（万円）

従業員	A	B	C	D	E	F	G	H	I	J
月収	10	10	10	10	10	10	10	10	10	100

次に，データのばらつきを表す量を考えよう. データ $x_1, x_2, \cdots, x_n$ の標本平均を $\bar{x}$ とするとき

$$s^2 = \frac{1}{n-1}\{(x_1 - \bar{x})^2 + (x_2 - \bar{x})^2 + \cdots + (x_n - \bar{x})^2\} \tag{1.2}$$

で定義される s^2 を**分散**といい，その平方根

$$s = \sqrt{\frac{1}{n-1}\{(x_1 - \bar{x})^2 + (x_2 - \bar{x})^2 + \cdots + (x_n - \bar{x})^2\}} \tag{1.3}$$

を**標準偏差**（standard deviation, SD）という.

ここで，分散 s^2 を計算するには

$$s^2 = \frac{1}{n-1}\left[\sum_{i=1}^{n} x_i^2 - \frac{1}{n}\left(\sum_{i=1}^{n} x_i\right)^2\right] \tag{1.4}$$

を用いる方がより簡単である.

分散や標準偏差は，データが 1 点のまわりに集中していればいるほど小さくなり，データ分布の範囲が広ければ広いほど大きくなる.

【例 1.3】データ $1, 3, 4, 10, 12$ の平均 $\bar{x}$, 分散 s^2, 標準偏差 s は

$$1 + 3 + 4 + 10 + 12 = 30, \qquad 1^2 + 3^2 + 4^2 + 10^2 + 12^2 = 270$$

から次のようになる.

$$\bar{x} = \frac{30}{5} = 6, \quad s^2 = \frac{1}{4}\left(270 - \frac{1}{5} \times 30^2\right) = 22.5, \quad s = \sqrt{22.5} = 4.743$$

分散 s^2, 標準偏差 s はそれぞれ, **母分散**, **母標準偏差** の推定値であるが, 母分散や母標準偏差は母平均と同じようにわれわれには未知の値である. 以後, 母分散, 母標準偏差をそれぞれ σ^2, σ で表すことにする.

大きさ n の標本データ $x_1, x_2, \cdots, x_n$ に対して

$$SE = \frac{s}{\sqrt{n}} \tag{1.5}$$

を**標準誤差** (standard error, SE) という. 標準誤差は, 母集団から大きさ n の標本を何度もとって平均 $\bar{x}$ を (次々と) 求めたとき, $\bar{x}$ たちの標準偏差のことで, これを標準誤差とよぶのである.

「標準偏差は個々のデータのばらつきを表す量であり,
　標準誤差は標本平均のばらつきを表す量である」

となる.

この標準誤差は, 統計的推定において決定的に重要な役割を果たすことになるであろう.

【例 1.4】ある工場で錠剤を作っている. 錠剤 1 個に含まれる薬物 A の含有量は過去のデータによると平均 100(mg), 標準偏差 1.7(mg) である. この中から 100 個の錠剤をとり, A の含有量の平均 $\bar{x}$ を求めるという操作を 5 回繰り返して, データ

$$\bar{x}_1 = 99.85, \quad \bar{x}_2 = 100.10, \quad \bar{x}_3 = 100.31, \quad \bar{x}_4 = 99.98, \quad \bar{x}_5 = 100.01$$

を得た. この $\bar{x}_j (j = 1, 2, 3, 4, 5)$ の標準偏差は

$$\sqrt{\frac{1}{4}\left\{\sum \bar{x}_j{}^2 - \frac{1}{5}\left(\sum \bar{x}_j\right)^2\right\}} = \sqrt{\frac{1}{4}\left\{50050.13 - \frac{1}{5} \times 500.25^2\right\}} = 0.172$$

となる．一方，標準誤差はもとの標準偏差 1.7 と標本数 100 より，(1.5) 式を使って

$$SE = 1.7/\sqrt{100} = 0.17$$

を得る．これは前頁で求めた $\bar{x}$ の標準偏差にほぼ一致している．

このほかに

$$CV = \frac{s}{\bar{x}} \tag{1.6}$$

を**変動係数**（coefficient of variation, CV）という．この値は全てのデータをスカラー倍しても変わらない．変動係数は子供と大人の身長のばらつきを比較するとき，あるいは尺度の異なるデータについてそのばらつきを比較するときなどに使われる．

標本平均 $\bar{x}$，分散 s^2，標準偏差 s，標準誤差 SE などはいずれもデータ（統計的変量）$x_1, x_2, \cdots, x_n$ の関数とみなせる．このような量を**標本統計量**という．母平均 μ，母標準偏差 σ は，母集団分布の特徴を表す量という意味で，**母集団パラメータ**または単に**母数**という．母比率なども母数である．

標本データの分布を表す量としてはこのほかに，四分位点などがある．ヒストグラムで囲まれる図形の面積を度数軸と平行な直線で 4 等分し，その小さい方から順に，第 1 四分位点 Q_1，第 2 四分位点 Q_2（中央値），第 3 四分位点 Q_3 という．このとき Q_1 と Q_3 との間には全データの約 50% が含まれる．このときの $(Q_3 - Q_1)/2$ を**四分偏差**という．

データ $x_1, x_2, \cdots, x_n$ を大きさの順に並べたものを $y_1 \leqq y_2 \leqq \cdots \leqq y_n$ とする．このとき，このデータの $100p\%$ 点（$0 < p < 1$）とは，$(n+1)p = k+r$（k は整数，$0 \leqq r < 1$）と表したとき，$y = (1-r)y_k + ry_{k+1}$ をいう．

たとえば，25% 点と 75% 点との間には全データの約 50% が含まれることになる．

第2章　確　率

統計的推定は確率の考えが基礎になっているばかりか，実は確率そのものといっても過言ではない．ここでは確率からの準備をしておこう．確率変数と確率分布，独立事象と排反事象，2項分布，ポアッソン分布が主題である．

2.1　確率分布

「偏りのないサイコロを1回振ると3の出る確率は1/6である」．これはサイコロを6回振るごとに3が1回ずつ出ることではない．サイコロの出す数字は気まぐれである．だが，その気まぐれにみえる中に法則が隠されていて，統計的推定ではそれを活用する．

さて，サイコロは1回，2回，3回と振っている間はどの数が出るかわからないし，3は出ないかもしれない．しかし，振る回数を非常に大きくすると別の姿を現す．たとえば，6万人がそれぞれ1回ずつサイコロを振ると，だれがどの目を出したかはともかく，ほぼ1万人が3を出すといえるのである．いやもっと厳密に「3を出す人数は（99.9%の確実さをもって）9700人から10300人の間である」と断言できる．最後の部分を比率を使って表すと「3を出す人の比率は$1/6 - 0.005$から$1/6 + 0.005$の間である」となる．これを簡単のため$1/6 \pm 0.005$と表そう．同様に，もし600万人がサイコロを振れば3を出す人数は997000人から1003000人の間であると断言でき，その比率は$1/6 \pm 0.0005$となる．

　一般に，n 回サイコロを振って 3 が a 回出たとすると，a/n は 3 の出た比率であるが，この比率は n を限りなく大きくすれば限りなく 1/6 に近づくということが知られている．それゆえ「サイコロを振って 3 の出る確率が 1/6」には「振る回数が非常に大きいとき」ということが含まれている．また「この治療の治癒率は 80%」なども過去のたくさんの治療経験から得られたものなのである．

　上の例で「サイコロを振る」を**試行**といい，その結果である「3 が出る」を**事象**という．

　たとえば，発芽実験で「種を蒔く」を試行とし，「発芽する」を事象とみることができる，また臨床試験では「治療する」を試行とし，「治癒する」を事象とみる，などである．

　ある試行をして事象（それを A と書く）の起こる確率を $P(A)$ と表そう．サイコロを 1 回振って出る目（数）を X とすれば，上の文章は $P(X = 3) = 1/6$ と簡単になる．たとえば，3 以外の数の出る確率は $P(X \neq 3) = 1 - 1/6 = 5/6$ となる．

　一般に，変数 X が集合 $\{x_1, x_2, \cdots, x_n\}$ を変動し，$X = x_i$ となる確率が $p_i \, (0 \leqq p_i \leqq 1)$ であるとき，$P(X = x_i) = p_i$ と書く．この X を**確率変数**といい，$\{p_1, p_2, \cdots, p_n\}$ を確率変数 X の**確率分布**という．ここで，確率分布 p_i は $0 \leqq p_i \leqq 1$ かつ

$$p_1 + p_2 + \cdots + p_n = 1 \tag{2.1}$$

を満たしている．

　2 つの事象 A, B について，A が起こるか否かと B が起こるか否かが無関係であるとき，A と B とは互いに**独立**であるという．このとき

$$P(A \text{ かつ } B) = P(A) \times P(B)$$

すなわち，A が起こりかつ B が起こる確率は $P(A) \times P(B)$ である．

　これに対して，A が起こるとき B は起こらず，かつ B の起こるとき A は起こらないというとき，A と B とは互いに**排反**であるという．このとき

$$P(A \text{ または } B) = P(A) + P(B)$$

すなわち，A または B のいずれかが起こる確率は $P(A) + P(B)$ である．

【例 2.1】

(1) 2 つのサイコロを振るとき，第 1 のサイコロから出る目と第 2 のサイコロから出る目は独立である．

(2) n 人の患者がある治療を受けるとき，第 i 患者が治癒するか否かは第 j $(i \neq j)$ 患者が治癒するか否かと独立である．

(3) 特定の患者について，治療に成功することと治療に失敗することは排反である．

(4) 喫煙者であることとコーヒー愛好者であることは独立とはいえない．

上で定義した確率変数 X の平均，分散を以下のように定義する．

X は，$\{x_1, x_2, \cdots, x_n\}$ $(x_i$ は実数) の中を変動する確率変数で，その確率分布を

$$P(X = x_i) = p_i \qquad (1 \leqq i \leqq n)$$

とするとき，

$$E(X) = \sum_{i=1}^{n} p_i x_i = p_1 x_1 + p_2 x_2 + \cdots + p_n x_n \tag{2.2}$$

を X の**平均**または**期待値**という．また，この $m = E(X)$ に対して

$$V(X) = \sum_{i=1}^{n} p_i (x_i - m)^2 \tag{2.3}$$

を X の**分散**といい，その平方根 $S(X) = \sqrt{V(X)}$ を X の**標準偏差**という．

とくに X の確率分布がすべて $1/n$ のとき，すなわち $p_1 = p_2 = \cdots = p_n = 1/n$ のときは，平均 $E(X)$ は $\{x_1, x_2, \cdots, x_n\}$ を標本データとみたときの平均 $\bar{x}$ に一致する．一方，$V(X)$ は標本分散 s^2 とは一致しない．s^2 の式で $n-1$ で割るところを，$V(X)$ では n で割っているからである．しかし，n が十分大（たとえば $n \geqq 30$）ならほぼ同じ値になる．

【例 2.2】 サイコロを 1 回振って出る目 X を確率変数とみて，その平均 $E(X)$ と分散 $V(X)$ を求めてみよう．$P(X=i)=\frac{1}{6}$ $(1 \leqq i \leqq 6)$ ゆえ

$$E(X)=\tfrac{1}{6} \times 1+\tfrac{1}{6} \times 2+\cdots+\tfrac{1}{6} \times 6=3.5$$

$$V(X)=\tfrac{1}{6} \times(1-3.5)^2+\tfrac{1}{6} \times(2-3.5)^2+\cdots+\tfrac{1}{6} \times(6-3.5)^2=2.92$$

である．

2.2　2 項分布

3 つの文字 A, B, C から 2 文字を選ぶ組み合わせは $\{A, B\}$，$\{A, C\}$，$\{B, C\}$ の 3 組である．4 つの文字 A, B, C, D から 2 文字を選ぶ組み合わせは

$$\{A, B\}, \ \{A, C\}, \ \{A, D\}, \ \{B, C\}, \ \{B, D\}, \ \{C, D\}$$

の 6 組である．一般に，n 個の文字から r 個とる組み合わせの個数を ${}_nC_r$ と表せば，この値は

$$_nC_r=\frac{n!}{r!(n-r)!} \qquad {}_nC_0=1$$

で計算できる．これを使うと，3 文字から 2 文字を選ぶ組み合わせは ${}_3C_2=3$ となり，4 文字から 2 文字を選ぶ組み合わせは ${}_4C_2=6$ となる．

たとえば，ある抗生物質の治癒率が 80% であるとき，5 人の患者にこれを投与して 3 人が治癒する確率を求めてみよう．

まず，5 人の患者について「治癒する」「しない」は独立である．したがって，3 人が治癒する確率はそれぞれの治癒する確率の積で 0.8^3，2 人が治癒しない確率は $(1-0.8)^2$ となる．一方，5 人から治癒する 3 人選ぶ組み合わせは ${}_5C_3$ であるから，上の確率は

$$_5C_3 \times 0.8^3(1-0.8)^2=10 \times 0.8^3 \times 0.2^2=0.2048$$

となる．

これを一般化してみよう．「治療する」を試行とみて，1 回の試行で成功（治癒）する確率を $p(=0.8)$，失敗の確率を $1-p(=1-0.2)$ とする．この試行を

n 回繰り返すとき，r 回成功する確率は上の 5 人の場合と同じように考えて

$$_nC_r \times p^r \times (1-p)^{n-r}$$

となる．そこで，成功する回数 X を確率変数とみて，これを確率分布の形で表すと

$$P(X = r) = {}_nC_r p^r (1-p)^{n-r} \qquad (r = 0, 1, 2, \cdots, n) \qquad (2.4)$$

となる．一般に，X の確率分布が (2.4) 式の形で与えられるとき，X は **2 項分布**に従うという．2 項分布は n と p を与えると完全に決まるので，上の場合 $X \sim B(n, p)$ と表す．

また $X \sim B(n, p)$ のとき X の平均および分散は

$$X \sim B(n, p) \quad \text{のとき} \quad E(X) = np, \qquad V(X) = np(1-p)$$

となる．2 項分布はデータが「治癒した/治癒しなかった」，「生存/死亡」，「成功/失敗」のように (i)「yes/no」タイプである，(ii) 各事象が互いに独立である，を満たしているときに使われる．

【例 2.3】 $p = 0.1$, $n = 8$ の場合 $X \sim B(n, p)$ の確率分布表を求めると，**表 2.1** のようになる．

表 2.1　$B(8, 0.1)$ の確率分布

r	$P(X = r)$
0	0.430467
1	0.382638
2	0.148803
3	0.033067
4	0.004593
5	0.000408
6	0.000023
7	0.000001
8	0.000000

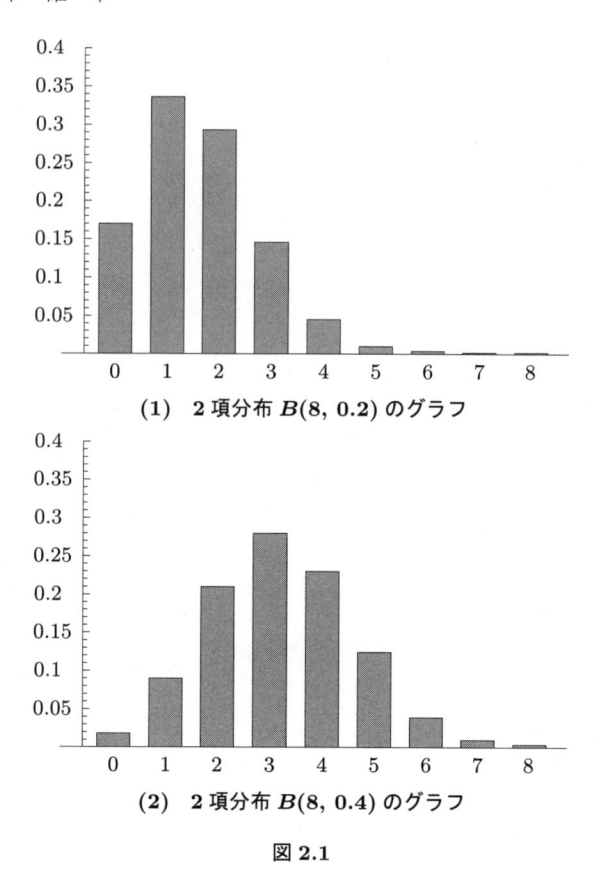

(1)　2項分布 $B(8, 0.2)$ のグラフ

(2)　2項分布 $B(8, 0.4)$ のグラフ

図 2.1

【例 2.4】 ある機械の作る製品はその 10% が不良品であるという．この製品から無作為に 8 個とるとき，その中に不良品が 3 個含まれている確率は

$$P(X = 3) = {}_8C_3 \times 0.1^3 \times (1 - 0.1)^5 = 0.033$$

である．また，この 8 個の中に不良品が 3 個以上含まれている確率は，表 2.1 を用いて

$$P(X \geqq 3) = \sum_{r=3}^{8} {}_8C_r 0.1^r \times 0.9^{8-r} = 0.038$$

である．

　ところで，この確率が 0.038 ということは非常にまれな事象とみてよいであろう．したがって，もし無作為に選んだ 8 個の中に不良品が 3 個あったとすると，そのようなことは滅多に起こらないはずなので，不良品の含有率が 10% ということに疑問が生じる．不良品含有率はもっと高いと判断したほうがよさそうである．

　2 項分布では，n 回の試行で事象 A の起こる回数 X を確率変数とみた．これに対して，比 $X = r/n$ を確率変数とみるほうがより便利なことがある．その場合 X の平均および分散は

$$E(X) = p, \qquad V(X) = \frac{p(1-p)}{n} \tag{2.5}$$

である．

2.3　ポアッソン分布

　ある町で「救急車を何台買ったら良いだろうか」．そんな問いに答えるのがこれから取り上げるポアッソン分布である．ポアッソン分布はまれに起こる現象の確率分布とよばれているが，「放射性物質が一定時間内に放出する粒子数の推定」，「都市で起こる交通事故件数の推定」，「溶液中のバクテリアの数の推定」，「広い砂漠に落下する隕石数の推定」，「ある地方に起こる巨大地震の推定」，さらには「重篤な薬の副作用検出のための標本数の決定」などでも使われる．

　ここにあげた放射性粒子の放出，交通事故などを事象 A とすればこれらの事象は次の条件を満たしている．

（1）　長い時間（広い領域）を区切ってみると，各時間帯（各領域）で事象 A は平均 λ（一定）回起こっている．

（2）　事象 A はその前に起こった事象と独立に起こっている．

　このような場合，(1) の時間帯に事象 A が n 回起こる確率は X を確率変数とすれば

$$P(X = n) = \frac{e^{-\lambda}\lambda^n}{n!} \qquad (n = 0, 1, 2, \cdots) \tag{2.6}$$

となる．ここで，定数 e は自然対数の底で $e = 2.71828\cdots$ である．この式の右辺が X の**ポアッソン分布**である．X の平均と分散は同じ値 λ となる．

$$E(X) = V(X) = \lambda \tag{2.7}$$

【例 2.5】ある放射性物質は 1 分間に平均 2 個の放射性粒子を放出する．この放射性物質が 1 分間に r 個の放射性粒子を放出する確率は

$$P(X = r) = \frac{e^{-2}2^r}{r!}$$

である．したがって，1 分間に 3 個以上放出する確率は

$$P(X \geqq 3) = 1 - P(X = 0) - P(X = 1) - P(X = 2)$$
$$= 1 - e^{-2}(1 + 2 + \frac{2^2}{2!}) = 0.3233$$

となる．

表 2.2　ポアッソン分布（$\lambda = 2$）

r	$P(X = r)$
0	0.135335
1	0.270671
2	0.270671
3	0.180447
4	0.090224
5	0.036089
6	0.012030
7	0.003437
8	0.000859
⋮	⋮

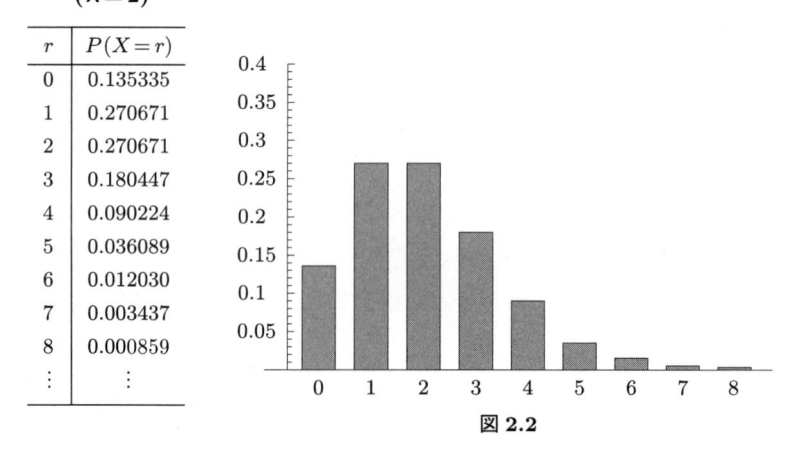

図 2.2

【例 2.6】 表 2.3 はある都市での 1 年間の交通事故による死亡者を，死亡者数が r 人であった日数が何日あったかでまとめたものである．また，表の期待値はこの現象がポアッソン分布に従うと仮定して求めた値である．総死亡者数 870 人を 365 日で割り，1 日の平均死亡者数 2.3836 人を求めた．次に，1 日に r 人死亡する確率 $P(X = r) = e^{-2.3836} \times 2.3836^r / r!$ を求め，これに365 を掛けて期待値を出したものである．

表 2.3　死亡者数と期待値

死亡者数 r	0	1	2	3	4	5	6	7	8	合計
日数	30	85	98	73	45	21	8	3	2	365
期待値	34	80	96	76	45	22	9	3	1	

【例 2.7】 薬剤 A は平均 0.1% の割で重篤な副作用を起こすといわれている．この薬を 3000 人に投与するとき，少なくとも 1 人に重篤な副作用の現れる確率はいくらか．

【解】 この場合，重篤な副作用という事象の生起率は 1/1000 ゆえ，非常に小さく一定の割合で起こっている．この事象はまた互いに独立であるから，ポアッソン分布を適用できる．3000 人に対する生起は平均 $\lambda = 3000 \times 0.001 = 3$．これから 3000人中 n 人がこの副作用を経験する確率は $P(n) = e^{-\lambda} \lambda^n / n!$ である．したがって，少なくとも 1 人にこの副作用の現れる確率は

$$\sum_{n \geqq 1} P(n) = 1 - P(0) = 1 - e^{-\lambda} = 1 - e^{-3} = 0.95$$

となる．

2.4　2項分布のポアッソン分布による近似

確率変数 X が 2 項分布 $B(n,p)$ に従うとき，もし p が非常に小さく n が大きいなら X は $\lambda = np$ をパラメータにもつポアッソン分布で近似できる．

【例 2.8】$X \sim B(40, 0.05)$ の確率分布と，$\lambda = 0.05 \times 40 = 2$ をパラメータにもつポアッソン分布の確率分布を実際に求めてみると，表 2.4 のようになる．

表 2.4

$X = r$	2 項分布の確率	ポアッソン分布の確率
0	0.128512	0.135335
1	0.270552	0.270671
2	0.277672	0.270671
3	0.185114	0.180447
4	0.090122	0.090224
5	0.034151	0.036089
6	0.010485	0.012030
7	0.002680	0.003437
8	0.000582	0.000859

第 3 章

正規分布

正規分布は統計学で最も基本的な分布である．正規分布の考えが他の分布のモデルになっている．私達のまわりには正規分布に近い分布をするもの，正規分布に帰着できるものがたくさんある．この章では連続的確率変数，正規分布，標準正規分布と数表，正規母集団，対数正規分布，中心極限定理，2 項分布・ポアッソン分布と正規分布，などを取り扱う．

3.1 正規分布

2 項分布やポアッソン分布では，確率変数 X のとる値は $\{0, 1, 2, 3, \cdots\}$ の中の数であった．つまり X の変域は離散的な集合であった．このような X を**離散的確率変数**とよぶことにする．

一方，錠剤の入ったロットから任意に 1 つ取り出し，それを水に落としてから溶解し終わるまでの時間を X とする．この X が 30 分以上 40 分以内となる確率を $P(30 \leqq X \leqq 40)$ と表してみよう．この X も確率変数だが X のとる値は正の実数である．しかも X は連続的に変動する．このような X を**連続的確率変数**とよぶことにする．この章ではとくに断らない限り連続的な確率変数のみ考える．

X が連続的確率変数の場合，$a < b$ なる実数について $a < X < b$ となる確率を $P(a < X < b)$ と表す．$P(a \leqq X \leqq b)$ または $P(a < X)$ についても同様で，X が $a \leqq X \leqq b$ または $a < X$ となる確率を表す．

X が連続的確率変数のとき，任意の c について

$$P(X = c) = 0 \tag{3.1}$$

となる．離散的確率変数の場合と異なっていることに注意しよう．さらに

$$P(a < X < b) = P(a \leqq X \leqq b) = P(a \leqq X < b) = P(a < X \leqq b) \tag{3.2}$$

が成り立っている．理由はこのあとで明らかになる．

■ 正規分布と正規曲線

μ は任意の定数，$\sigma > 0$ は正の定数として

$$f(x) = \frac{1}{\sqrt{2\pi}\sigma} \exp\left(-\frac{(x-\mu)^2}{2\sigma^2}\right) \qquad (\exp(z) = e^z) \tag{3.3}$$

で定義される関数を考える．$C : y = f(x)$ をこの関数のグラフとするとき，C を**正規曲線**という．曲線 C は定数 μ と σ を1組与えるごとに1つずつ決まり，μ と σ を変えると C は形を変えたり平行移動したりする．すなわち，μ, σ はこの関数あるいは曲線のパラメータである（**図 3.1** 参照）．

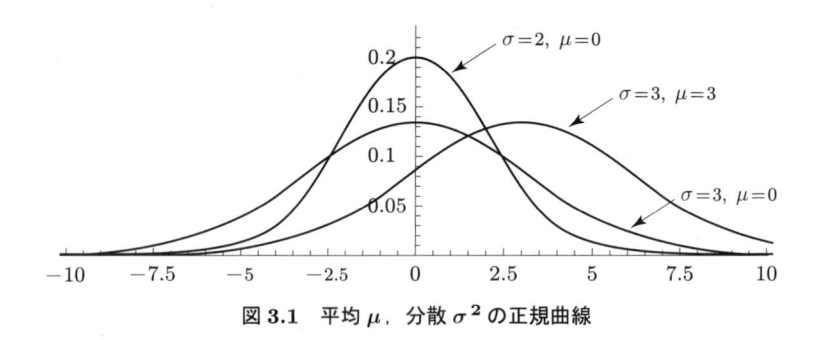

図 3.1　平均 μ，分散 σ^2 の正規曲線

図 3.1 を参考に**正規曲線の特徴**を列挙しておこう．

（1）　曲線 C は x 軸より上にあり，直線 $x = \mu$ に関し対称，かつ $x = \mu$ で最大となる．x が μ から遠ざかるにつれて $f(x)$ の値は急速に小さくなる．

（2）　曲線 C と x 軸で囲まれる部分の面積は1である．

（3）　σ を固定して μ の値を変えると，曲線 C は形を変えずに平行移動する.

（4）　μ を固定して σ の値を大きくすると，曲線 C の頂点は低くなり裾が広がる. μ を固定して σ の値を小さくすると，曲線 C の頂点は高くなり裾が狭まる.

X は確率変数とする. 任意の $a < b$ について $P(a < X < b)$ が曲線 C と x 軸および $x = a$, $x = b$ で囲まれる部分の面積に等しいとき，X は平均 μ, 分散 σ^2（または標準偏差 σ）の**正規分布**に従うという. このとき $X \sim N(\mu, \sigma^2)$ と表す. すなわち

$$X \sim N(\mu, \sigma^2) \Longleftrightarrow P(a < X < b)$$
$$= [\text{図 3.2 の灰色部分の面積}]$$

となる.

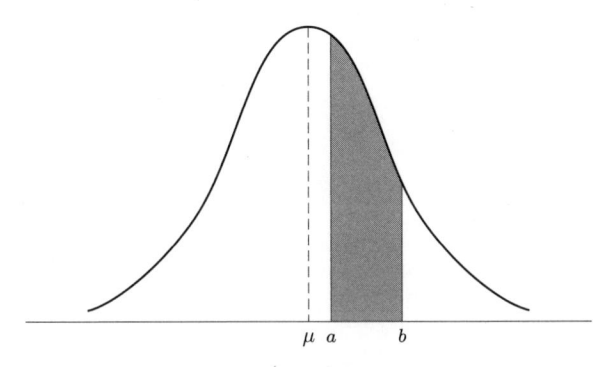

図 3.2　$y = f(x)$ のグラフと $P(a < X < b)$

たとえば，工場で製造された錠剤から標本をとり，個々の重さを測ってヒストグラムを作る. このヒストグラムは，「標本数を非常に大きくとれば正規曲線に近づく」ということが知られている. 一方，正規曲線は μ, σ で決まると述べたが，この場合の μ は錠剤重量の母平均であり，σ^2 はその母分散になっている. このような場合

「錠剤重量は平均 μ，分散 σ^2 の正規分布に従う」

という．これはまた

「錠剤を無作為に 1 個とり，その重量を X とすれば，$X \sim N(\mu, \sigma^2)$」

と表せる．以後正規分布に従う母集団を単に**正規母集団**とよぶことにする.

【**問 3.1**】   正規分布 $N(10.3, 11)$ と $N(10.3, 31)$ の違い，および $N(120, 23)$ と $N(100, 23)$ の違いを正規曲線の言葉で述べよ.

【**注意 3.1**】正規分布を数学的に定義しておこう．まず (3.3) 式で定義された関数 $y = f(x)$ $(-\infty < x < \infty)$ は連続で

$$f(x) > 0, \qquad \int_{-\infty}^{\infty} f(x)\,dx = 1 \tag{3.4}$$

を満たしている．任意の $a < b$ について

$$X \sim N(\mu, \sigma^2) \Longleftrightarrow P(a < X < b) = \int_{a}^{b} f(x)\,dx \tag{3.5}$$

と定義する．このとき X は正規分布 $N(\mu, \sigma^2)$ に従うという．(3.1) 式, (3.2) 式はこの定義から明らかである．上の $f(x)$ を確率変数 X の**密度関数**という．この密度関数に対して

$$E(X) = \int_{-\infty}^{\infty} t f(t)\,dt = \mu \tag{3.6}$$

を X の平均といい，

$$V(X) = \int_{-\infty}^{\infty} (t - \mu)^2 f(t)\,dt = \sigma^2 \tag{3.7}$$

を X の分散という．さらに，上の密度関数に対して

$$F(x) = P(X < x) = \int_{-\infty}^{x} f(t)\,dt \tag{3.8}$$

で定義される関数 $F(x)$ を X の**累積分布関数**という．これは $f(x)$ の原始関数に他ならない.

【**例 3.1**】製品となった錠剤の中から無作為に 1 個とり，その重さを $X\,(\text{mg})$ とする．さて，この中から錠剤を 3000 個とり，1 個あたりの平均重量を求

めたら 1(g) であった. また分散は 25(mg²) であった. これを正規分布との結びつきで眺めてみよう.

この場合は標本数が非常に大きいから 1 個あたりの平均重量 1(g) は母平均とみてよい. また母分散は 25(mg²) とみてよい. したがって, この錠剤重量は正規分布 $N(1000, 25)$ に従う. このときの $f(x)$ は (3.3) 式で $\mu = 1000$(mg), $\sigma = 5$ とした

$$f(x) = \frac{1}{\sqrt{2\pi} \times 5} \exp\left(-\frac{(x - 1000)^2}{2 \times 25}\right)$$

となり, **図 3.3** はそのグラフとする.

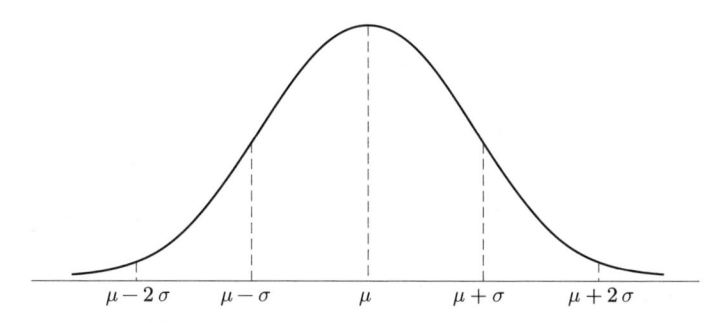

図 3.3 平均 $\mu = 1$(g), 分散 $\sigma^2 = 25$(mg²) の正規曲線

この曲線と x 軸で囲まれた図形の面積は 1 である. この曲線は $x = \mu(= 1000$(mg)$)$ に関し対称であるが, 図ではこの曲線と x 軸で囲まれる部分を幅 σ の点線で 6 つの部分に分割している. 実はこのように分割すると, 近似的に

$$\mu - \sigma \text{ と } \mu + \sigma \text{ で挟まれる部分の面積} = 0.68$$

$$\mu - 2\sigma \text{ と } \mu + 2\sigma \text{ で挟まれる部分の面積} = 0.95$$

となっている. これは大変便利な式で, いまの場合 $\mu = 1000$(mg), $\sigma = 5$(mg) とすれば

$$X \sim N(1000, 25),\ P(\mu - 2\sigma < X < \mu + 2\sigma) = P(990 < X < 1010) = 0.95$$

となっている．この式から，工場で作られる錠剤の 95% は，990(mg) と 1010(mg) との間にあることがわかる．

　ここで，もし分散 σ^2 が非常に小さければ，上の式で 990 〜 1010 の幅が小さくなり，錠剤のばらつきは非常に小さくなる．つまり製品の精度が非常に高くなる．そこで

「分散 σ^2 の大小は製品のばらつきと関係する」

ということがわかる．言い換えると分散は製品の品質管理と関わっている．

■ 正規分布の例

よく知られている正規分布の例を列挙しておこう．

（1）あるものを繰り返し測定したときの測定値，測定誤差は，正規分布になる．
（2）ある機械の作る錠剤重量のように工場で量産される製品の測定値，列車の到着時刻などは正規分布になる．
（3）人間の身長，体重，100 メートル走の時間など，身体測定値などは正規分布になる．
（4）ある母集団の IQ など，人の能力の測定値にも正規分布になるものがある．

　このほか，健康上のデータ（コレステロール値など），医学上のデータ，医薬品開発に関わるデータなどには正規分布になったり，正規分布に帰着できるものが多数ある．

■ 正規分布かの判定

　データの整理が済むと，推定や検定に入るがこれを統計処理という．統計処理の方法は一通りではなく何通りかあるが，どれを選ぶかは処理の目的や標本分布に依存する．なかでも標本分布が正規分布かは非常に重要なので，以下にその判定法を列挙しておこう．

（1）　データをヒストグラムで表示して，その形状が正規分布に近いか否かをみる．この方法はわかりよいだけでなく，誤解がないので最もよく利用されている．

（2）　データを正規確率紙にプロットして，それが「直線的に分布していれば正規分布」ということを利用する．

（3）　厳密に点検するには，χ^2 分布を用いた適合度検定を行う．これは標本分布が正規分布か否か，その判定が微妙になった場合に使われる．

3.2　$P(a < X < b)$ の求め方，正規分布表

ここでは $P(a < X < b)$ の求め方を練習しよう．正規分布 $N(\mu, \sigma^2)$ は平均 μ と標準偏差 σ を指定するごとに 1 つずつ決まるから無数にあるが，その中でとくに平均が 0 で標準偏差が 1 の正規分布 $N(0,1)$ を**標準正規分布**という．この標準正規分布に従う確率変数を Z と表し，一般の正規分布に従う確率変数 X と便宜上区別しておこう．以後とくに断らない限り

$$X \sim N(\mu, \sigma^2), \qquad Z \sim N(0,1)$$

とする．Z を特別視するのは $P(a < Z < b)$ を求める数表があるためである．

■ $P(a < Z < b)$ の求め方

この本の巻末にある正規分布表 (1) を利用する．この表には任意の $z > 0$ に対して $\alpha = P(-\infty < Z < z)$ の値（Z が $Z < z$ となる確率）が表示されている．たとえば，この表左端の列の 0.7 の行を見ると（第 1 行は小数点 2 位の数ゆえ），0.70 のとき 0.7580，つまり $P(-\infty < Z < 0.70) = 0.7580$，同様にして

$$P(-\infty < Z < 0.71) = 0.7611, \qquad P(-\infty < Z < 0.74) = 0.7704$$

などを読み取ることができる．

【例 3.2】　$P(-1.05 < Z < 2.56)$ を求めよ．

【解】正規曲線は $z = 0$ に関して対称ゆえ $P(-\infty < Z < 0) = P(0 < Z < \infty) = 0.5$. そこで $z < 0$ の部分は $z > 0$ の部分に折り返して計算する.

$$P(-1.05 < Z < 2.56) = P(0 < Z < 2.56) + P(0 < Z < 1.05)$$

$P(0 < Z < 2.56)$ の値は $2.56 = 2.5 + 0.06$ と分けておき, 正規分布表 (1) の左端の列から 2.5 を, 一番上の行から 0.06 を求め, それぞれの行, 列の交わる場所から 0.9948 を読む. これが $P(-\infty < Z < 2.56)$ である. よって $P(0 < Z < 2.56) = 0.9948 - 0.5 = 0.4948$. 同様に, 左端 1 の行と一番上の 0.05 の列の交わりから 0.8531 を読み $P(0 < Z < 1.05) = 0.3531$. したがって, $P(-1.05 < Z < 2.56) = 0.8479$ となる.

【注意 3.2】 $Z \sim N(0, 1)$ の密度関数は

$$f_0(z) = \frac{1}{\sqrt{2\pi}} \exp\left(-\frac{z^2}{2}\right) \tag{3.9}$$

となり, 正規分布表 (1) は $z > 0$ に対して, 積分

$$\alpha = P(-\infty < Z < z) = \int_{-\infty}^{z} f_0(t)\,dt$$

の値を表示したものである.

■ 標準化

$X \sim N(\mu, \sigma^2)$ のとき $P(a < X < b)$ を求めよう. この場合は

$$Z = \frac{X - \mu}{\sigma} \tag{3.10}$$

とおくと, $Z \sim N(0, 1)$ である. すなわち

$$\frac{変数\ X - 平均}{標準偏差} = 標準確率変数\ Z$$

これを使うと, 確率 $P(a < X < b)$ は変換 $X \to Z$ で

$$a \to \frac{a - \mu}{\sigma}, \qquad b \to \frac{b - \mu}{\sigma}$$

と移るから

$$P(a < X < b) = P\left(\frac{a - \mu}{\sigma} < Z < \frac{b - \mu}{\sigma}\right) \tag{3.11}$$

が成り立つ.

したがって，確率 $P(a < X < b)$ を求めるにはこれを右辺の形に表し，正規分布表から計算するとよい．この変換 $X \to Z$ を**標準化**という．

たとえば，例 3.1 の場合 $X \sim N(1000, 25)$ であった．この X について $P(990 < X < 1005)$ は次のようになる．

$$P(990 < X < 1005) = P\left(\frac{990 - 1000}{5} < Z < \frac{1005 - 1000}{5}\right) = P(-2 < Z < 1)$$

この値は $P(-2 < Z < 1) = P(0 < Z < 1) + P(0 < Z < 2) = 0.3413 + 0.4772 = 0.8185$ となる．

標準正規分布の $Z \sim N(0, 1)$ について，次の値は非常によく使われる．

$$P(-1 < Z < 1) = 0.68$$
$$P(-1.65 < Z < 1.65) = 0.90$$
$$P(-1.96 < Z < 1.96) = 0.95$$
$$P(-2.58 < Z < 2.58) = 0.99$$

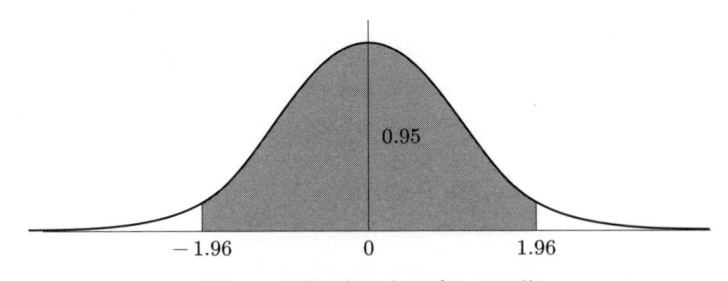

図 3.4　標準正規分布のグラフと面積

これは $X \sim N(\mu, \sigma^2)$ では次のようになる．

$$P(\mu - \sigma < X < \mu + \sigma) = 0.68$$
$$P(\mu - 1.65\sigma < X < \mu + 1.65\sigma) = 0.90$$
$$P(\mu - 1.96\sigma < X < \mu + 1.96\sigma) = 0.95$$
$$P(\mu - 2.58\sigma < X < \mu + 2.58\sigma) = 0.99$$

この式で 1.96, 2.58 をそれぞれ 2 および 3 で近似すると

$$P(\mu - 2\sigma < X < \mu + 2\sigma) = 0.95, \qquad P(\mu - 3\sigma < X < \mu + 3\sigma) = 0.99$$

となり，**図 3.4** はこれに基づいて分けたものである．

【問 3.2】 ある母集団の IQ は平均 100 で分散 30 の正規分布であった．このとき IQ が 110 以上の人は全体の何%か．

正規分布表 (1) は $z > 0$ に対する $\alpha = P(-\infty < Z < z)$ の値が表示されていた．この表を逆にたどると，任意の α $(0 < \alpha < 1)$ に対して $\alpha = P(-\infty < Z < z)$ となる z を求めることができる．この値を z_α と表そう（正規分布表 (2) には α に対する z の値を表示している）．

$$\alpha = P(-\infty < Z < z) \qquad \Longleftrightarrow \qquad z = z_\alpha \tag{3.12}$$

たとえば，正規分布表 (1) の第 1 行，第 1 列を除いたところから $\alpha = 0.975$ を読むと $z = 1.96$ となり，$z_{0.975} = 1.96$．同様にして

$$z_{0.9236} = 1.43, \qquad z_{0.9995} = 3.32, \qquad z_{0.5596} = 0.15$$

【例 3.3】 ある打錠機が作る錠剤の重さは，平均が 200(mg)，標準偏差が 10(mg) の正規分布をなしている．この製品の中から任意に 1 個選ぶとき，その重量が 185(mg) と 215(mg) の間にある確率はいくらか．

【解】 錠剤 1 個の重さ X(mg) を確率変数とみれば，$X \sim N(200, 10^2)$ である．このとき，$P(185 < X < 215)$ の値を求めるとよい．$Z = (X - 200)/10$ とおいて標準化すると

$$P(185 < X < 215) = P(-1.5 < Z < 1.5) = 0.9332 - 0.0668 = 0.8664$$

となる．

■ 対数正規分布

標本データからヒストグラムを求めたとき，その分布が対称にはならず，**図 3.5** のように正規曲線の頂点を左に偏らせた形になることがある．このような

場合，X の代わりに $\log X$ をとると，$\log X$ の分布が正規分布に近づくことがわかる．一般に，データ $\{x_1, x_2, \cdots, x_n\}$ に対して $\{\log x_1, \log x_2, \cdots, \log x_n\}$ が正規分布に従うとき，もとのデータは**対数正規分布**に従うという．生物統計ではこのような分布をするものがいろいろ知られている．

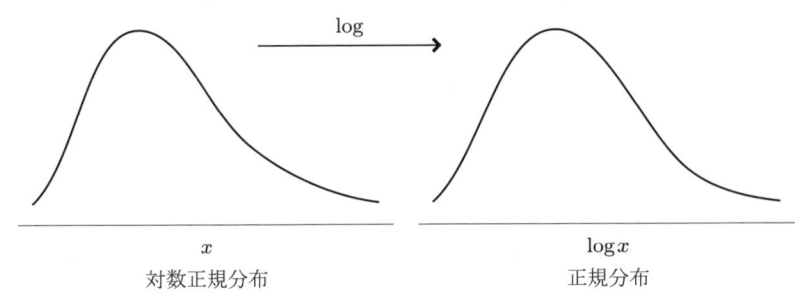

図 **3.5** 対数正規分布と正規分布

3.3 中心極限定理

A を任意の母集団としよう．A から標本をとりその平均 $\bar{x}$ を求める．このことを何度も繰りかえしたとき，この $\bar{x}$ たちの集まりは一体どんな分布をしているだろうか．**中心極限定理**はこれについて次のように答える．

■ 中心極限定理

平均 μ，分散 σ^2 の母集団 A（正規分布に従うとは限らない）から，大きさ n の標本をとり，その平均を $\bar{x}$ とする．この $\bar{x}$ たちの集まりを $\bar{A}_n$ とすれば，n が大きくなれば，$\bar{A}_n$ の分布は「平均 μ，分散 σ^2/n の正規分布」に近づく．とくに A が正規分布 $N(\mu, \sigma^2)$ に従うとき，$\bar{A}_n$ は正規分布 $N(\mu, \sigma^2/n)$ に従う．

中心極限定理は母集団が正規分布でない場合でも，標本数を大きくすれば，標本平均は正規分布に従うことを主張している（**図 3.6** 参照）．

　中心極限定理で，n をどのくらい大きくとれば $\tilde{A}_n$ は正規分布か．これは
もとの母集団が正規分布にどれだけ近いかによる．もとの母集団が正規分布
から遠ければ遠いほど n は大きくとらなければならない．

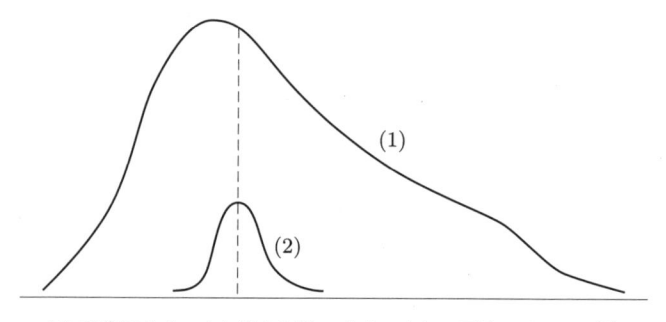

(1) 母集団分布，(2) 標本平均の分布，(1) の平均 = (2) の平均

図3.6　中心極限定理

【問 3.3】 正規母集団から大きさ 16 の標本をとって得られる標本平均の分
散を求めたら 0.25 であった．もとの母標準偏差はどのくらいか．

3.4　2 項分布・ポアッソン分布の正規分布による近似

　2 項分布やポアッソン分布の確率変数は離散的で，正規分布の確率変数は
連続的であった．2 項分布の $P(X = r)$ をそのまま正規分布の表現とみれば
0 になるから，そのまま書くことはできない．

　そこで，2 項分布 (ポアッソン分布) の $P(X = r)$ を正規分布では $P(r-0.5 <
X < r+0.5)$ とみなすことにする．すなわち

$$\{2 \text{ 項分布の } P(X = r)\} = \{\text{ 正規分布の } P(r - 0.5 < X < r + 0.5)\}$$

とする．

■ 2 項分布の正規分布による近似

　2 項分布 $B(n,p)$ は $p \neq 0.5$ のときでも，n が十分大きいときは対称に
なる．すなわち，n が十分大きく $np > 5$，$n(1 - p) > 5$ ならば，2 項分布
$B(n,p)$ は正規分布 $N(np, np(1 - p))$ で近似できる．

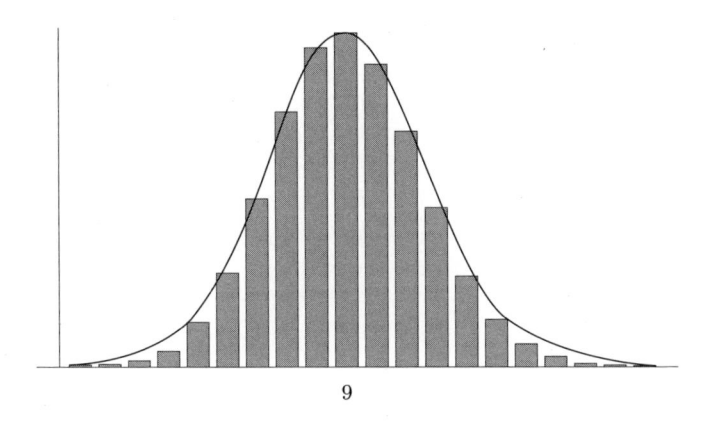

9

図 3.7　2 項分布 $B(20, 0.4)$ と正規分布 $N(8, 4.8)$

　2 項分布の正規分布による近似は，先に述べた中心極限定理から導かれることを注意しておこう.

【例 3.4】 表裏の出る確率がともに 1/2 であるコインを 50 枚投げて，表向きコインが 30 枚以上となる確率を求めよ.

　【解】 50 枚のコインを投げて表向きとなる枚数 X を確率変数とすれば $X \sim B(50, 0.5)$ である. この場合 $np = n(1-p) = 50 \times 0.5 = 25$ ゆえ，ともに 5 より大きく，正規分布で近似できる. すなわち $X \sim N(25, 12.5)$. したがって $(X \geqq 29.5)$ を標準化すると

$$P(Z \geqq \frac{4.5}{\sqrt{12.5}}) = P(Z \geqq 1.27) = 1 - 0.8980 = 0.1020$$

となり，求める確率は約 0.10 である.

■ ポアッソン分布の正規分布による近似

　平均が λ のポアッソン分布は，λ が十分大きいとき，ほぼ対称となり，平均と分散がともに λ の正規分布で近似できる.

第4章　　　　　　推　定

標本は母集団のすべてを反映しているとはいえないが，十分な配慮の
もとで選んだ無作為標本は，驚くほど多くの母集団情報を含んでいる．統
計的推定は標本をもとに母集団情報を推定することである．本章では区
間推定，信頼区間，t 分布，母平均の信頼区間，母比率の信頼区間などを
取り扱う．

4.1　点推定と区間推定

■ 点推定

標本データから標本平均 $\bar{x}$ を求めて，この値を母平均 μ の推定値とする．
また正規母集団なら，標本分散 s^2 を母分散 σ^2 の推定値とする．この方法
は μ や σ^2 を推定する一番簡単な方法である．

このように母平均 μ や母分散 σ^2 を，ただ 1 つの数で推定することを**点推
定**という．すなわち

> 「**標本平均 $\bar{x}$ は母平均の点推定値であり，
> 標本分散 s^2 は母分散の点推定値である**」

点推定で精度を高めるには，(i) 偏りのない標本を選ぶこと（標本抽出にお
ける無作為化），(ii) 標本数をできるだけ大きくとること（大標本），(iii) 正
確な観測に気を配ること，などがあげられる．なかでも，標本数を非常に大
きくすれば，非常に精度の高い推定値が得られる．

ところで，母平均 μ の真の値はだれも知ることができない．$|\bar{x} - \mu|$ はわからないから点推定では真の値にどれだけ近いかわからない．点推定は簡単だが推定の信頼性を測る物差しがない，信頼性に関する情報を含んでいないという欠点がある．

■ 信頼区間

このような欠点を克服するための推定，それが**区間推定**である．たとえば，錠剤 1 個に含まれる薬物量の母平均 $\mu(\mathrm{mg})$ を区間推定した場合

「μ の 95%信頼区間は 93 〜 103 である」

という表現になる．これは母平均 μ が **95%** の確率で **93** と **103** との間に**入ること**を表している．これは μ の信頼区間を 100 個求めたとすれば，そのうちの 95 個は μ を含んでいることを意味する．もし，μ の信頼区間を 20 個求めたとすれば，そのうちの 19 個は μ を含んでいるということである．上で求めた信頼区間 93 〜 103 はそんな区間の 1 つで，この区間は μ を含まないかもしれない，だが含まない確率は 5% である．**図 4.1** はそれを図示したものである．

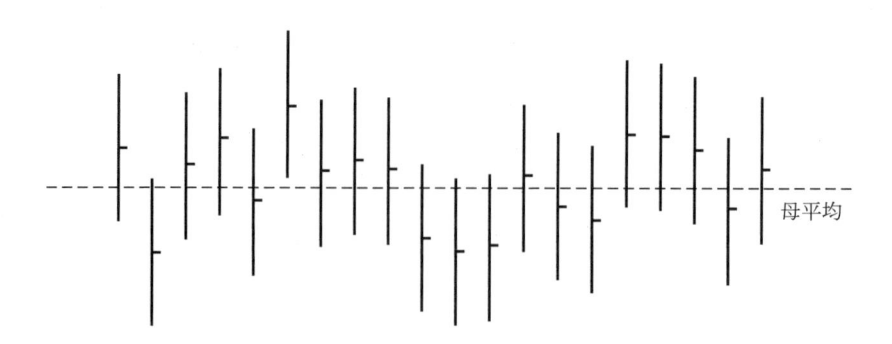

母平均(点線)は未知だが 19 個は母平均を含む

図 4.1　20 個の 95% 信頼区間

上の例で「μ の 95%信頼区間は 93〜103 である」というとき， 95% は推

定の信頼度である．これを**信頼水準**という．信頼水準には 90%，95%，99% などがよく使われる．また，信頼区間の両端 93 と 103 を**信頼限界**ともいう．以後，この章で推定というときは区間推定を指すことにする．

【注意 4.1】 区間推定の具体的な求め方に入る前に，上記点推定の数学的な定義をまとめておこう．

標本データ $x_1, x_2, \cdots, x_n$ は確率変数（統計的変量）とみなす．このとき，$\bar{x} = (x_1 + x_2 + \cdots + x_n)/n$ のようにデータの関数として表せる量を標本統計量という．標本分散も標本統計量である．さて，上の点推定では母平均 μ を $\bar{x}$ で推定したが，$\bar{x}$ 以外にも μ を推定する統計量があるかもしれない．

これについて一般に，統計量 T が

$$E(T) = \theta \qquad (\theta \text{ は母数}) \tag{4.1}$$

を満たすとき，T を母数 θ の**不偏推定量**という．ここで $E(T)$ は T の平均である（(2.2) 式）．

このようにみるとき，$\bar{x}$ は μ の不偏推定量になっている．また，分散 $s^2 = \{\sum(x_i - \bar{x})^2\}/(n-1)$ は母分散 σ^2 の不偏推定量である．

4.2 正規分布による母平均の推定

ここでは，正規母集団 $N(\mu, \sigma^2)$ の母平均 μ の信頼区間を求めよう．

■ 母分散 σ^2 が既知のとき

この場合，母集団から大きさ n の標本をとり，平均 $\bar{x}$ を求めると母平均 μ の 95% 信頼区間は次のようになる．

$$\bar{x} - 1.96 \times \frac{\sigma}{\sqrt{n}} < \mu < \bar{x} + 1.96 \times \frac{\sigma}{\sqrt{n}} \tag{4.2}$$

その理由を簡潔にまとめておこう．

（1） 中心極限定理から $\bar{x} \sim N(\mu, \sigma^2/n)$ である．

（2） この正規分布を標準化して

$$Z = \frac{\bar{x} - \mu}{\sigma/\sqrt{n}} \sim N(0, 1) \tag{4.3}$$

（3） $P(-1.96 < Z < 1.96) = 0.95$ より $-1.96 < (\bar{x} - \mu)/(\sigma/\sqrt{n}) < 1.96$

（4） この不等式を書き直すと，(4.2) 式 が得られる．

以後, (4.2) 式の区間を $\mu = \bar{x} \pm 1.96 \times \sigma/\sqrt{n}$ と表すことにする. そうすると

$$\mu \text{ の } 90\% \text{信頼区間}: \quad \mu = \bar{x} \pm 1.65 \times \frac{\sigma}{\sqrt{n}} \tag{4.4}$$

$$\mu \text{ の } 95\% \text{信頼区間}: \quad \mu = \bar{x} \pm 1.96 \times \frac{\sigma}{\sqrt{n}} \tag{4.5}$$

$$\mu \text{ の } 99\% \text{信頼区間}: \quad \mu = \bar{x} \pm 2.58 \times \frac{\sigma}{\sqrt{n}} \tag{4.6}$$

である.

【例 4.1】 製品化された錠剤 1 個に含まれる薬物量を推定したい. そのため無作為に 20 個の錠剤とり, 標本平均を求めたら 97.5 (mg) であった. 錠剤 1 個に含まれる薬物量を μ (mg) として, μ の 90%, 95%, 99% の信頼区間を求めよ. ただし, 錠剤に含まれる薬物量は正規分布をなし, その分散は 8.1^2 (mg^2) である.

【解】 錠剤に含まれる薬物量は正規母集団をなすから, それを $N(\mu, \sigma^2)$ とする. この場合, 分散 $\sigma^2 = 8.1^2$ は既知であるから, μ の 90%, 95%, 99% の信頼区間は (4.4) 式, (4.5) 式, (4.6) 式を使うとよい. $n = 20$, $\sigma = 8.1$, $\bar{x} = 97.5$ を代入して求めると

$$90\% \text{信頼区間}: \quad \mu = 97.5 \pm 1.65 \times \frac{8.1}{\sqrt{20}} \quad (\mu = 97.5 \pm 2.99)$$

$$95\% \text{信頼区間}: \quad \mu = 97.5 \pm 1.96 \times \frac{8.1}{\sqrt{20}} \quad (\mu = 97.5 \pm 3.55)$$

$$99\% \text{信頼区間}: \quad \mu = 97.5 \pm 2.58 \times \frac{8.1}{\sqrt{20}} \quad (\mu = 97.5 \pm 4.67)$$

となり, 90% 信頼区間は $94.51 < \mu < 100.49$, 95% 信頼区間は $93.95 < \mu < 101.05$, 99% 信頼区間は $92.83 < \mu < 102.17$ である.

【問 4.1】 例 4.1 で求めた信頼区間は 99% の方が 90% の区間より広くなっている. なぜだろうか.

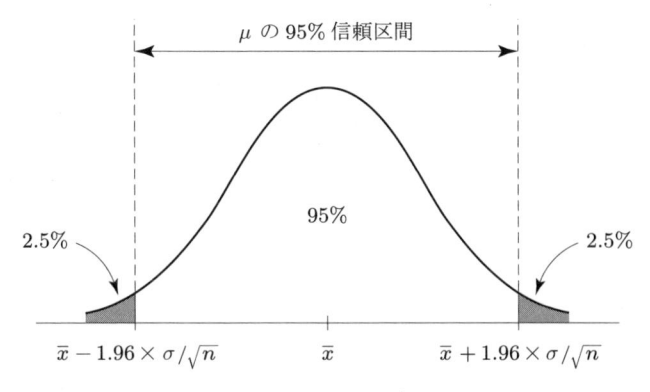

図 4.2　μ の 95% 信頼区間

(4.4) 式〜(4.6) 式を一般の形で表しておこう．正規母集団で母分散 σ^2 が既知のとき，$0 < \alpha < 1$ なる α に対して，母平均 μ の $100(1-\alpha)\%$ 信頼区間は**図 4.3** から

$$\mu = \bar{x} \pm z_{1-\alpha/2} \times \frac{\sigma}{\sqrt{n}} \tag{4.7}$$

となる．ここで $\alpha = P(-\infty < Z < z) \iff z = z_\alpha$（(3.12) 式より）である．たとえば，$\alpha = 0.05, 0.01$ のときはそれぞれ $z_{1-\alpha/2} = 1.96, 2.58$ である．

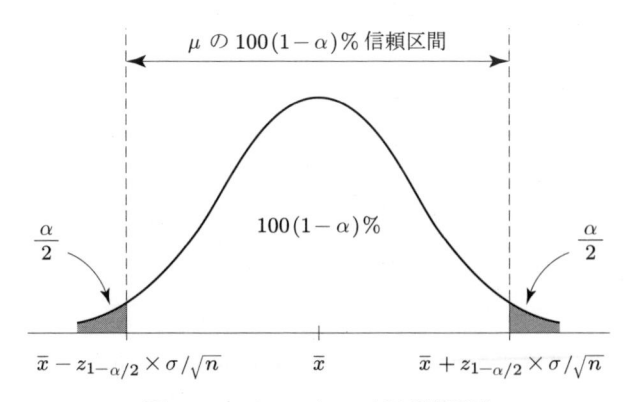

図 4.3　μ の $100(1-\alpha)\%$ 信頼区間

上で求めた母平均 μ の信頼区間はいずれも

$$\mu \text{ の信頼区間} = (\text{標本平均}) \pm (\text{信頼係数}) \times \left(\frac{\text{母標準偏差}}{\sqrt{\text{標本数}}} \right)$$

と表せた．ここで信頼係数は，$z_{1-\alpha/2}$ のように標本数や母集団に依存しない定数である．

■ 母分散 σ^2 が未知のとき

いままでは正規母集団で母分散は既知と仮定していた．そのような例は現実にはまれである．しかし，母分散 σ^2 が未知の場合でも標本数が十分大（$\geqq 30$ くらい）なら，先の結果で σ を s で置き換えてそのまま成り立つ．たとえば，母平均 μ の $100(1-\alpha)\%$ 信頼区間は

$$\mu = \bar{x} \pm z_{1-\alpha/2} \times \frac{s}{\sqrt{n}} \qquad (0 < \alpha < 1) \tag{4.8}$$

となる．ここで，$s/\sqrt{n}$ は標準誤差である．要約すると

「大標本$(n \geqq 30) \Longrightarrow \sigma$ を s で置き換えて (4.4) 式〜(4.7) 式は正しい」

となり，信頼区間は

$$(\mu \text{ の信頼区間}) = (\text{標本平均}) \pm (\text{信頼係数}) \times (\text{標準誤差}) \tag{4.9}$$

となっている．

【例 4.2】 例 4.1 で母分散は未知とする．40 個の錠剤について含有薬物量を調べたら，平均 96 (mg)，分散 12^2 (mg^2) を得た．錠剤 1 個に含まれる薬物量の信頼区間を 90%，95%，99% の信頼度で求めよ．

　【解】 この場合も含有薬物量は正規分布に従うからそれを $N(\mu, \sigma^2)$ とする．この場合は σ^2 は未知だが，大標本つまり $n = 40 > 30$ ゆえ (4.4) 式〜(4.6) 式で $\sigma = s = 12$ とすればよい．したがって，母平均 μ の信頼区間は

$$90\%\text{信頼区間} : \mu = 96 \pm 1.65 \times \frac{12}{\sqrt{40}} \quad \text{より} \quad 92.87 < \mu < 99.13$$

$$95\%信頼区間: \mu = 96 \pm 1.96 \times \frac{12}{\sqrt{40}} \quad より \quad 92.28 < \mu < 99.72$$

$$99\%信頼区間: \mu = 96 \pm 2.58 \times \frac{12}{\sqrt{40}} \quad より \quad 91.10 < \mu < 100.9$$

となる.

4.3　t 分布による母平均の推定

正規母集団の母平均 μ を推定したい. しかし, 標本数も小さく (< 30), 母分散もわからないという場合を考えよう.

大きさ n (< 30) の標本から標本平均 $\bar{x}$ と標本分散 s^2 を求め, (4.3) 式にならって

$$t = \frac{\bar{x} - \mu}{s/\sqrt{n}} \tag{4.10}$$

とおくと, この t はこのあとで説明する自由度 $n-1$ の t 分布に従う. そして, このときの μ の信頼区間は (4.8) 式で $z_{1-\alpha/2}$ を t 分布表からの値で置き換えた式になる.

■ t 分布

t 分布は標準正規分布のように 1 つではなく, 各自然数 $\nu = 1, 2, 3, \cdots$ に 1 つずつ対応している. ν に対応する t 分布を**自由度 ν の t 分布**という. T をこの分布の確率変数とすれば, T は実数上を変動する連続的確率変数である. また, この分布の密度関数を $f(x, \nu)$ とすれば, 曲線 $y = f(x, \nu)$ は標準正規曲線に似ているが,

（1）　この曲線は y 軸に関して対称で, この曲線と x 軸で囲まれる図形の面積は 1 である.

（2）　正規曲線に比べて, 頂点がより低くかつ尖っていて, 裾は広がっている. この分布の分散は 1 より大きい.

（3）　この曲線は自由度 ν を大きくすると標準正規曲線に近づく.

などの性質をもっている（**図 4.4** 参照）.

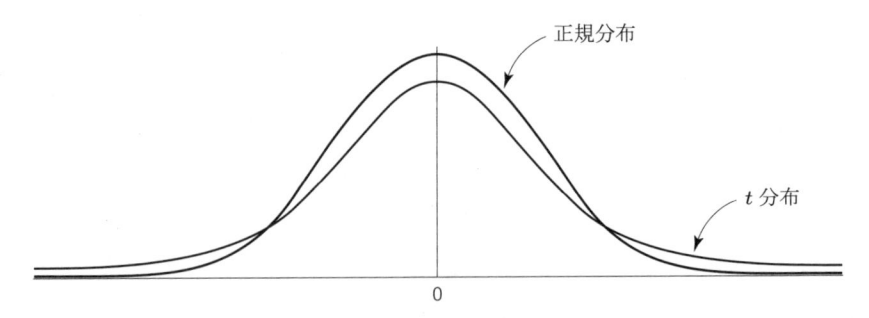

図 4.4　t 分布と標準正規分布のグラフ

次に，巻末にある「**t 分布表の見方**」を練習しておこう．

自由度 ν を指定して，確率 α に対し $\alpha = P(-\infty < T < t)$ となる t を $t_\alpha(\nu)$ と書く．

$$\alpha = P(-\infty < T < t) \qquad \Longleftrightarrow \qquad t = t_\alpha(\nu) \quad (\nu：自由度)$$

表の左端の列から自由度 ν を，第 1 行から確率 α ($= 0.750, 0.9, 0.95, \cdots, 0.9995$) を選び，表の中に $t_\alpha(\nu)$ を読む．たとえば

$$t_{0.95}(5) = 2.015 \qquad t_{0.975}(5) = 2.571 \qquad t_{0.990}(70) = 2.381$$

となる．

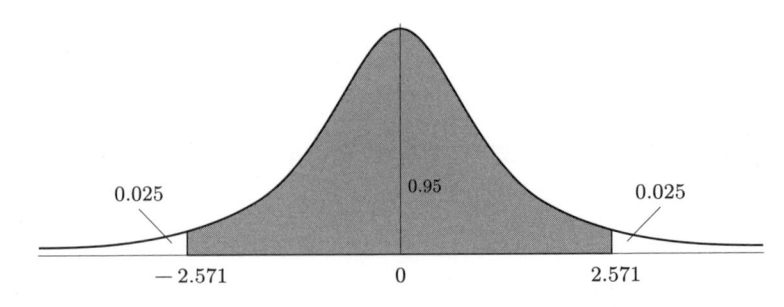

図 4.5　自由度 5 の t 分布曲線

■ t 分布による区間推定

正規母集団 $N(\mu, \sigma^2)$ から大きさ n の標本をとり，平均 $\bar{x}$，分散 s^2 を求めて母平均 μ の信頼区間を求めよう．それには

$$t = \frac{\bar{x} - \mu}{s/\sqrt{n}}$$

が自由度 $n-1$ の t 分布に従うことを使うとよい．

たとえば，$n = 6$ のときは自由度 $n - 1 = 5$ ゆえ，**図 4.5** から

$$-2.571 < t = \frac{\bar{x} - \mu}{s/\sqrt{n}} < 2.571 \iff \mu = \bar{x} \pm 2.571 \times \frac{s}{\sqrt{6}}$$

となる．ここで，$2.571 = t_{0.975}(5)$ である．同様にして，標本数が n のときは母平均の

$$90\%\text{信頼区間は} \quad \mu = \bar{x} \pm t_{0.95}(n-1) \times \frac{s}{\sqrt{n}}$$

$$95\%\text{信頼区間は} \quad \mu = \bar{x} \pm t_{0.975}(n-1) \times \frac{s}{\sqrt{n}}$$

$$99\%\text{信頼区間は} \quad \mu = \bar{x} \pm t_{0.995}(n-1) \times \frac{s}{\sqrt{n}}$$

で与えられる．

さらに，$0 < \alpha < 1$ なる α（$\alpha = 0.05$ など）に対して，母平均の $100(1-\alpha)\%$ 信頼区間は

$$\mu = \bar{x} \pm t_{1-\alpha/2}(n-1) \times \frac{s}{\sqrt{n}} \tag{4.11}$$

となる．この場合の信頼区間も (4.9) 式で与えられることを注意しよう．

区間推定 (4.8) 式, (4.11) 式で信頼係数 $z_{1-\alpha/2}$, $t_{1-\alpha/2}(n-1)$ は観測に依存しないが，標準誤差 $s/\sqrt{n}$ は標本数 n を大きくすると小さくなる．したがって，n を十分大きくすればするほど精度の高い推定が得られる．

【問 4.2】t 分布を使って求めた母平均の 95% 信頼区間を

$$\mu = \bar{x} \pm t_{0.975}(n-1) \times s/\sqrt{n}$$

とする. この信頼区間の幅を $1/3, 1/5$ にするには n をどのくらい大きくすればよいか.

【例 4.3】 ある工場でビン入りのジュースを生産している. ラベルには容量 300g と書かれている. この中から無作為に 10 本とり, ビン内の容量 (g) を測定して次のデータを得た.

    297.4, 300.3, 297.9, 297.7, 300.4, 298.6, 300.8, 301.4, 299.9, 297.4

容量の 95% 信頼区間を求めて, ラベルに間違いがないかを調べよ.

【解】 標本の大きさは $n = 10$ ゆえ小標本である. 標本平均は $\bar{x} = 299.2$, 標準偏差は $s = 1.539$ である. したがって, 標準誤差は $s/\sqrt{10} = 0.4867$ となり, 母平均 μ の 95% 信頼区間は

$$\mu = 299.2 \pm 2.262 \times 0.4867 = 299.2 \pm 1.101$$

よって, $298.1 < \mu < 300.3$ であるから, ラベルに間違いがあるとはいえない.

【注意 4.2】 中心極限定理によれば, 正規母集団でない場合でも標本数を非常に大きくとれば標本平均は正規分布になり, 区間推定は可能である. その場合, 母分散を $\sigma^2 = s^2$ とすればよい. しかし, 機械的に区間推定をするのは危険である.

【注意 4.3】 先に (4.10) 式で定義した t は自由度 が $n-1$ であると述べたが, その理由を簡単に説明しておこう. 統計量 t はデータ $\{x_1, x_2, \cdots, x_n\}$ の関数とみる. 一方, このデータは n 個の独立変数とみなせる(第 1 章), または「 n 個の数が自由に動き得る = 自由度 n 」と考える.
　たとえば, 統計量 $\bar{x}$ はこれらの関数として自由度は n である. ところが, 分散 $s^2 = \sum (x_i - \bar{x})^2/(n-1)$ は自由度が n ではない. s^2 に表れる $x_i - \bar{x}$ の間に $\sum (x_i - \bar{x}) = 0$ という条件がある. 制約条件が 1 つあるため自由度は 1 つ減って, s^2 の自由度は $n-1$ となる(分散 s^2 は平方和を自由度 $n-1$ で割っていることに注意). t は $\bar{x}$ と s^2 の関数ゆえ自由度 $n-1$ となる.
　一般に, 標本統計量の自由度は, それをデータ $x_1, x_2, \cdots, x_n$ の関数とみるとき, その関数関係の中に独立な制約条件が r 個含まれていれば自由度は $n-r$ となる.

4.3.1 母平均の差の推定

正規母集団 $N(\mu_1, \sigma^2)$ と $N(\mu_2, \sigma^2)$ の母平均の差 $\mu_1 - \mu_2$ を推定しよう. ただし, 母分散は同じと仮定する.

まず

$N(\mu_1, \sigma^2)$ の大きさ n_1 の標本から，標本平均 $\bar{x}_1$，分散 s_1^2 を求め，

$N(\mu_2, \sigma^2)$ の大きさ n_2 の標本から，標本平均 $\bar{x}_2$，分散 s_2^2 を求める．

差 $\mu_1 - \mu_2$ の区間推定では

$$t = \frac{(\bar{x}_1 - \bar{x}_2) - (\mu_1 - \mu_2)}{s\sqrt{1/n_1 + 1/n_2}} \tag{4.12}$$

が自由度 $n_1 + n_2 - 2$ の t 分布に従うことを使う（μ の区間推定における (4.10) 式参照）．この式の分母は

$$s\sqrt{\frac{1}{n_1} + \frac{1}{n_2}}, \qquad s = \sqrt{\frac{(n_1-1)s_1^2 + (n_2-1)s_2^2}{(n_1-1)+(n_2-1)}} \tag{4.13}$$

となっていて，これは $\bar{x}_1 - \bar{x}_2$ の標準誤差である．したがって，$\mu_1 - \mu_2$ の 95% 信頼区間は

$$\mu_1 - \mu_2 = (\bar{x}_1 - \bar{x}_2) \pm t_{0.975}(n_1 + n_2 - 2) \times s\sqrt{\frac{1}{n_1} + \frac{1}{n_2}} \tag{4.14}$$

となる．90%, 99% 信頼区間を求めるには，(4.14) 式で $t_{0.975}(n_1 + n_2 - 2)$ を $t_{0.95}(n_1 + n_2 - 2)$ または $t_{0.995}(n_1 + n_2 - 2)$ で置き換えるとよい．一般に，$\mu_1 - \mu_2$ の $100(1 - \alpha)$% 信頼区間は

$$\mu_1 - \mu_2 = (\bar{x}_1 - \bar{x}_2) \pm t_{1-\alpha/2}(n_1 + n_2 - 2) \times s\sqrt{\frac{1}{n_1} + \frac{1}{n_2}} \tag{4.15}$$

となる．

差 $\mu_1 - \mu_2$ の信頼区間も (4.9) 式の形をしていることに注意しよう．

【例 4.4】ある母集団から 20 代の男性 15 人と 30 代の男性 20 人を無作為抽出し，その人たちの総コレステロール値を測定したところ，20 代では平均 180(mg/dl)，標準偏差 40(mg/dl) であった．30 代では平均 190(mg/dl)，標準偏差 45(mg/dl) であった．2 群の総コレステロール値の母平均の差を 95% の信頼度で区間推定せよ．ただし，2 群は正規分布に従い，その分散は同じとする．

【解】20 代および 30 代の総コレステロール値がそれぞれ正規分布 $N(\mu_1, \sigma^2)$, $N(\mu_2, \sigma^2)$ に従っているとする.

$$n_1 = 15, \quad n_2 = 20, \quad \bar{x}_1 = 180, \quad \bar{x}_1 = 190, \quad s_1 = 40, \quad s_2 = 45$$

より, $s = 42.95$. したがって, $s\sqrt{1/15 + 1/20} = 14.7$. $n_1 + n_2 - 2 = 33$ より $t_{0.975}(33) = 2.035$ であるから

$$\mu_1 - \mu_2 = -10 \pm 2.035 \times 14.7 = -10 \pm 29.9$$

これが求める区間である. この信頼区間が 0 を含むかどうかということは, 次章の検定の話につながる.

4.3.2　母比率の推定

「ある治療法の治癒率を推定したい」など, ここでは母比率の信頼区間を求めよう. まず「母比率が p の二項分布 $B(n, p)$ は, $np > 5$, $n(1-p) > 5$ なら, 正規分布 $N(np, np(1-p))$ で近似できる」を思い出そう (第 3 章).

p は 1 回の試行で成功する確率である. n 人中 x 人が成功する確率は, 正規分布の言葉に直すと (標準化して)

$$Z = \frac{x - np}{\sqrt{np(1-p)}} \sim N(0, 1) \tag{4.16}$$

そこで標本の比率を $\hat{p}$ とすれば, (4.16) 式の右辺の分子と分母を n で割って

$$Z = \frac{\hat{p} - p}{\sqrt{p(1-p)/n}} \sim N(0, 1) \tag{4.17}$$

が得られる. ここで $\sqrt{p(1-p)/n}$ を $\sqrt{\hat{p}(1-\hat{p})/n}$ で近似して, p の 95%信頼区間は

$$p = \hat{p} \pm 1.96 \times \sqrt{\frac{\hat{p}(1-\hat{p})}{n}} \tag{4.18}$$

となる. 99%信頼区間を求めたいなら, この式で 1.96 を 2.58 に置き換えればよい.

【例 4.5】ある製造機が商品を大量生産していて, 無作為に抜き出した 500 個の標本を調べたところ 3%が不良品であった. 95%の信頼水準で, この製造機の作る商品の不良率は 5%以内といえるか.

【解】この製造機での不良品率を母比率 p とすると，標本での不良率は $\hat{p} = 0.03$ であるから

$$p = 0.03 \pm 1.96 \times \sqrt{\frac{0.03 \times 0.97}{500}} = 0.03 \pm 0.015$$

したがって，$0.015 < p < 0.045$ となり，5%以内である．

【例 4.6】疾患をもつマウスを 2 群にわけ，一方はなにもせず，他方は治療をした．表 4.1 は前者をコントロール群，後者を処理群として 1ヶ月後の生存，死亡数を表示したものである．コントロール群と処理群の生存率を 95% の信頼度で求めよ．

表 4.1

	コントロール群	処理群	計
生存	90	230	320
死亡	40	41	81
計	130	271	401

【解】コントロール群，処理群での母生存率をそれぞれ，ρ_C, ρ_T とする．このときも両者の生存率は正規分布で近似できるから (4.18) 式を使うとよい．したがって

$$\rho_C = \frac{90}{130} \pm 1.96 \times \sqrt{\frac{1}{130} \cdot \frac{90}{130} \cdot \frac{40}{130}} = 0.69 \pm 0.079$$

$$\rho_T = \frac{230}{271} \pm 1.96 \times \sqrt{\frac{1}{271} \cdot \frac{230}{271} \cdot \frac{41}{271}} = 0.85 \pm 0.043$$

より，$0.61 < \rho_C < 0.77, 0.81 < \rho_T < 0.89$ となる．この 2 つの区間は全く離れているから，処理群の生存率は 95% の信頼度でより高いことがわかる．

第 **5** 章 検　定

検定と区間推定は共通の基礎にたつ統計的推定である．しかし，医学や薬学の研究，製薬では検定の方がより多く使われ，検定はここでは道具として使われている．本章では検定用語の使い方や検定の練習をしよう．

5.1　仮説検定

検定による推定は，まず母集団についてある仮説をたてる．次に場合に応じた検定作業を経て，上の仮説を「棄却」（否定する）または「採択」（受け入れる）という形で推定する．この推定を**仮説検定**または単に**検定**という．

■ 検定とは

検定の仕組みを次の例で説明しよう．治験薬 A は血圧を下げる降圧剤である．臨床試験で A の降圧効果をプラセボ P と比較するとしよう．

無作為に選んだ 20 人の患者を二重盲検法で 10 人には A を，残り 10 人にはプラセボ P をそれぞれ投与した．各被験者について投与後の血圧から投与前の血圧を引いた差を求め，大きさ 20 の標本データを得た．その結果 A 群では平均 9 (mmHg) 下がり，標準偏差は 10(mmHg) であった．P 群では平均 1(mmHg) 下がり，標準偏差は 7(mmHg) であった．

このデータから A 剤に薬効ありといえるだろうか．たった 10 人のデータなので A の効果は偶然かもしれない．このようなとき検定では，次の 4 段階を経て推定をする．

（1）　この場合，まず仮説「A と P の薬効は同じ」を設定する．A に降圧
　　　効果はないと仮定する．

（2）　次に，この仮説を正しいと仮定して，上記のデータが得られる確率
　　　を計算する．

（3）　その確率がたとえば 0.01 のように非常に小さいとき，仮説はデータ
　　　から著しくかけ離れているから，「仮説を棄却」とする．

（4）　(2) で求めた確率が指定値より大きい場合，仮説を受け入れ「仮説を
　　　採択」とする．

以上が仮説検定の考え方である．

■ 帰無仮説と対立仮説

検定で (1) の仮説「A と P の薬効は同じ」を**帰無仮説**という．これをもう
少し吟味してみよう．この臨床試験では「A に薬効があるか否か」の判定を
目指している．しかし，A 薬の開発者はおそらく「A の薬効が P の薬効より
高い」ことを期待しているであろう．これは「H_0 の棄却」を意味する．よっ
て，この場合の仮説検定では H_0:「A と P の薬効は同じ」と H_1:「A の薬効
が P より高い」の一方を採択し他方を棄却する，という形に設定するとより
はっきりするであろう．

この H_1 を帰無仮説 H_0 の**対立仮説**という．以後，帰無仮説を H_0，対立仮
説を H_1 と表す．帰無仮説，対立仮説は臨床試験の意図，検定の目的，論理
的構造などを考慮して設定されるが，一応次の条件を満たしていなければな
らない．

（1）　帰無仮説と対立仮説は互いに排反である．つまり，一方が起これば
　　　他方は起こらない．

（2）　検定の結果は帰無仮説か対立仮説かのいずれかを採用し，それ以外
　　　の場合は採用しない．

たとえば，検定では次の矢印で結んだ命題は同値となる．

H_0 を棄却する $\iff H_1$ を採択する

H_0 を採択する $\iff H_1$ を棄却する

【例 5.1】 検定における帰無仮説 H_0, 対立仮説 H_1 の例.

(1) 治験薬 A の治療効果がプラセボ P より高いか, の検定では H_0:「A と P の薬効は同じ」, H_1:「A の薬効が P の薬効より高い」とする. これはまた母集団 $A\,(P)$ の治癒率を $\rho_A\,(\rho_P)$ とするとき

$$H_0 : \rho_A = \rho_P, \qquad H_1 : \rho_A > \rho_P$$

と表せる.

(2) ある抗生物質の治癒率が 80% か, の検定ではこの抗生物質を投与される患者母集団の治癒率を ρ として

$$H_0 : \rho = 0.80, \qquad H_1 : \rho \neq 0.80$$

とする. 同じ治癒率の検定でも対立仮説が (1) と異なることに注意しよう.

(3) 工場で作られる錠剤 1 個の重さは 400(mg) か, の検定では錠剤重量を母集団とし, その母平均を μ(mg) とするとき

$$H_0 : \mu = 400, \qquad H_1 : \mu \neq 400$$

とする.

(4) 喫煙と肺ガンの間に関係はあるかの検定では,「喫煙」という生活習慣と「肺ガン」という事象の間に因果関係はあるか, の判定であるから

$$H_0 :「喫煙と肺ガンは無関係」, \qquad H_1 :「喫煙と肺ガンは関係あり」$$

とする.

例 5.1 で対立仮説は (1) では不等式, (2), (3) では $\neq$ となっている. (1) 型の検定を片側検定, (2), (3) 型の検定を両側検定という. その理由はあとで述べる.

さて，帰無仮説と対立仮説を設定した．検定に入る前にもう少し準備をしよう．

■ 第 1 種，第 2 種の過誤と有意水準

検定は科学的な論証ではない．検定による判定は確率が非常に小さいか否かで決まるから，誤った判定をしているかもしれない．薬は効かないのに効くと判定したかもしれない．このような過ちをコントロールする方法を考えよう．

まず，帰無仮説を H_0 とする．H_0 が正しい（真）か，正しくない（偽）かは全く未知である．しかし，検定によって H_0 は棄却されたり，採択されたりする．そこで H_0 の真偽と，検定による棄却，採択のすべての組み合わせを書きだしてみると

（1）　H_0 が真であるとき，H_0 を棄却した．

（2）　H_0 が真であるとき，H_0 を棄却しなかった（H_0 を採択した）．

（3）　H_0 が偽であるとき，H_0 を棄却した．

（4）　H_0 が偽であるとき，H_0 を棄却しなかった（H_0 を採択した）．

の場合がある．このうち (2) と (3) は正しい判定であるが，(1) と (4) は誤った判定をしたことになる．この 2 種類の過ちのうち (1) の誤りを**第 1 種の過誤**といい，(4) の誤りを**第 2 種の過誤**という．すなわち

$$\{\,第 1 種の過誤\,\} = \{H_0\ が正しいとき,\, H_0\ を棄却する過ち\,\}$$

$$\{\,第 2 種の過誤\,\} = \{H_0\ が正しくないとき,\, H_0\ を棄却しない過ち\,\}$$

である（**表 5.1** 参照）．

表 5.1

	判定で H_0 を棄却した	判定で H_0 を採択した
H_0 が真であるとき	第 1 種の過誤	正しい判定
H_0 が偽であるとき	正しい判定	第 2 種の過誤

このうち第 1 種の過誤をおかす確率を**有意水準**といい，これを α で表す．医学や薬学，薬効評価では $\alpha = 0.05$（または 5%）が使われ，このほか 0.01, 0.1 なども使われる．「$H_0 : \mu = \mu_0$ を有意水準 α で棄却した」を「有意水準 α で μ は μ_0 と**有意に異なる**」ともいう．検定で「有意」という言葉はこのような意味をもつことに注意しよう．これに対して，第 2 種の過誤をおかす確率は β で表す．また $1 - \beta$ を**検出力**という（例 5.2 参照）．

表 5.2 は検定で H_0 を棄却する確率と採択する確率を表示したものである．

表 5.2

	H_0 を棄却する確率	H_0 を採択する確率
H_0 は真のとき	α	$1 - \alpha$
H_0 は偽（H_1 は真）のとき	$1 - \beta$	β

【**例 5.2**】例 5.1 (1) の治験薬 A とプラセボ P についての帰無仮説，対立仮説が

$$H_0 : \text{「A と P の薬効は同じ」}, \qquad H_1 : \text{「A の薬効が P の薬効より高い」}$$

のとき確率 α, $1 - \beta$ はどのような意味をもつか．

【**解**】まず

$$H_0 : 真 \iff A \text{に薬効なし}, \quad H_0 : 偽 \iff A \text{に薬効あり}$$
$$H_0 \text{を棄却する（H_1 を採択）} \iff A \text{に薬効ありと判定する}$$
$$H_0 \text{を採択する（H_1 を棄却）} \iff A \text{に薬効なしと判定する}$$

に注意する．したがって，定義から α は A に薬効がないとき，薬効ありと判定する確率である．

β は「H_0 が偽のとき，H_0 を棄却しない確率」ゆえ，$1 - \beta$ は 「H_0 が偽のとき，H_0 を棄却する確率」．よって $1 - \beta$ は A に薬効があるとき，薬効ありと判定する確率である．すなわち

$$\alpha = \{ \text{薬効がないとき，「薬効あり」と判定する確率} \}$$
$$1 - \beta = \{ \text{薬効があるとき，「薬効あり」と判定する確率} \}$$

$1 - \beta$ はまさしく検出力である．

【注意 5.1】 新薬の薬効評価の立場にたつと「α を小さく，$1 - \beta$ は大きく」が期待される．つまり α，β はともに小さくしたい．ところが，統計的には α を小さくすれば β は大きくなり，逆も成り立つ．ただ，標本数を大きくとれば α，β の双方を小さくできる．そこで，最小限の標本数はどれくらいにすればよいか．これらは検出力の項で取り上げる．

【問 5.1】 例 5.1 (2) ある抗生物質の母治癒率 ρ についての仮説

$$H_0 : \rho = 0.80, \qquad H_1 : \rho \neq 0.80$$

の場合，α，$1 - \beta$ はどのような確率を意味するか．

【問 5.2】 次は第 1 種の過誤か第 2 種の過誤か．

(1)　錠剤重量は 350(mg) でないのに，350(mg) であると判定した．

(2)　喫煙と肺ガンは関係があるのに，無関係と判定した．

(3)　標本分布は正規分布なのに，正規分布でないと判定した．

　H_0 と H_1 を設定し，有意水準 α も指定した．一方，大きさ n の標本データから平均 $\bar{x}$ と分散 s^2 も求めた．次は H_0 を棄却，または採択することである．それを次の例で説明しよう．

【例 5.3】 製品となった錠剤 1 個の重さを調べたい．この中から無作為に 20 個を選んだら平均 204(mg)，分散は 25(mg^2) であった．錠剤の重量平均は 200(mg) といえるか．有意水準 5% で検定せよ．

（1）帰無仮説と対立仮説の設定

　錠剤重量は正規母集団であるから，それを $N(\mu, \sigma^2)$ とする．この場合，母平均 μ についての帰無仮説 H_0，対立仮説 H_1 は

$$H_0 : \mu = 200, \qquad H_1 : \mu \neq 200 \tag{5.1}$$

とする．有意水準は $\alpha = 0.05$ である．

　一方，データ数は $n = 20$，標本平均は $\bar{x} = 204$(mg)，分散は $s^2 = 5^2$ である．

（2）検定統計量

「H_0 は正しいと仮定したとき」を以後「H_0 のもとで」と表す．さて H_0 のもとで，(1) のデータを得る確率を計算しよう．この場合は

$$t = \frac{\bar{x} - \mu}{s/\sqrt{n}} \qquad (5.2)$$

を使う．H_0 のもとで，t が自由度 $n-1$ の t 分布に従うということは知っている（(4.10) 式参照）．

H_0 が正しいという仮定から $\mu = 200$．$n, s, \bar{x}$ に (1) の値を代入して

$$t = \frac{\bar{x} - \mu}{s/\sqrt{n}} = \frac{\bar{x} - 200}{s/\sqrt{n}} = \frac{204 - 200}{5/\sqrt{20}} = 3.578 \qquad (5.3)$$

H_0 のもとで，この値が上記のデータを得る確率を与える．

（3）判定

H_0 のもとで，t は自由度 $n - 1 = 19$ の t 分布になる．このとき，判定で H_0 を棄却する確率が $\alpha = 0.05$ 以下となるのは H_1 の形から，(5.2) 式の t が t 分布曲線の両端にくる場合である．すなわち

$$\{H_0 を棄却する確率\} < \alpha \quad \Longleftrightarrow \quad |t| > t_{1-\alpha/2}(n-1)$$

である（**図 5.1** 参照）．したがって，

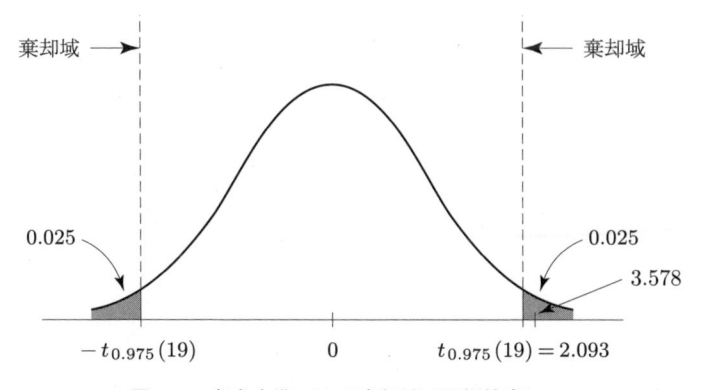

図 5.1 　有意水準 5% の棄却域（両側検定）

$$|t| > t_{1-\alpha/2}(n-1) \quad \text{なら棄却,} \qquad |t| < t_{1-\alpha/2}(n-1) \quad \text{なら採択} \quad (5.4)$$

となる. いまの場合, $t_{1-\alpha/2}(n-1) = t_{0.975}(19) = 2.093 < 3.578 = t$ ゆえ 3.578 は H_0 の棄却域に入っている. よって, H_0 は棄却, すなわち錠剤重量は 200(mg) とはいえない.

例 5.2 の解の中で (5.2) 式の t は「帰無仮説のもとで, 標本データが得られる確率」を与えていた. これを**検定統計量**という.

■ 棄却域

例 5.2 の解で

$$|t| > t_{1-\alpha/2}(n-1)$$

を満たす t を (H_0 の) **棄却域**という. この場合, 対立仮説は $H_1:\mu \neq 200$ となっていたため, 棄却域は t 分布曲線の両端に現れ, 図 5.1 および**図 5.2** のようになる. このように棄却域が両側にくる検定を**両側検定**という.

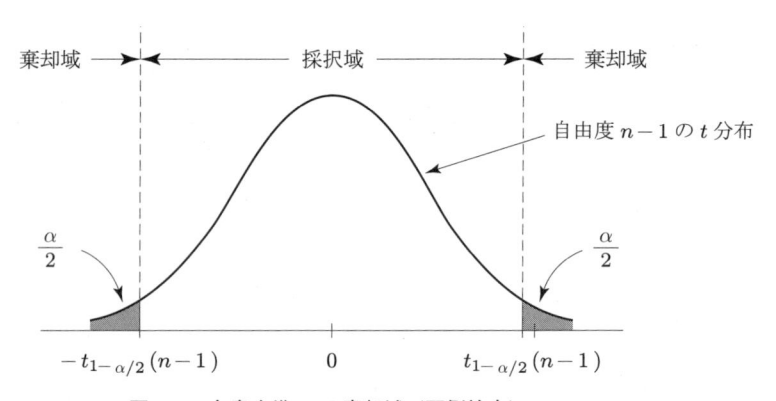

図 5.2　有意水準 α の棄却域（両側検定）

しかし, 対立仮説がたとえば $H_1 : \mu > 200$ の場合, H_0 の棄却域は t 分布曲線の右端にだけ現れ, **図 5.3**, **図 5.4** にみるように, それぞれ

$$t > t_{0.95}(n-1) \qquad t > t_{1-\alpha}(n-1)$$

である. このように棄却域が一方にだけ現れる検定を**片側検定**という. $H_1 : \mu < 200$ の場合も同様である.

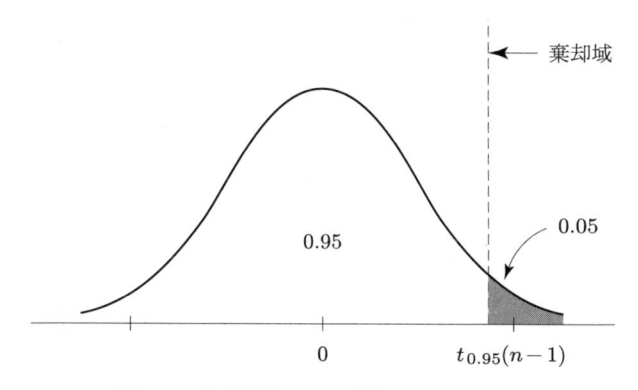

図 5.3 有意水準 5% の棄却域（片側検定）

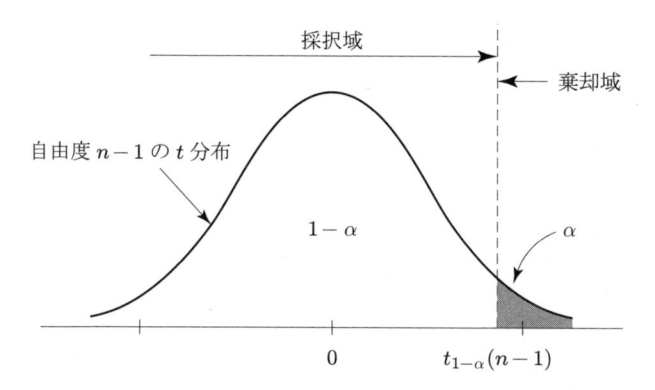

図 5.4 有意水準 α の棄却域（片側検定）

5.2 平均値の検定（t 検定）

正規母集団あるいは標本分布が正規分布になったとき「母平均 μ はある値 μ_0 に等しいといえるか」の検定を考えよう．次のような場合この検定が有用である（一般に検定方法は一通りではない）．

（1）治療効果を見るため，各被験者のデータは治療後の測定値から治療前の測定値を引いた値でとった．この値は有意に正といえるか，の検定．

（2）錠剤に含まれる薬物量は熱，湿度，光にさらすと変化する．製造後

　　一定期間を経た錠剤の含有薬物量がラベル通りか，の検定.

（3）　錠剤の平均溶解時間の推定.

（4）　マウスによる動物実験で血圧の降圧効果をみる，などがあげられる.

　母平均 μ がある値 μ_0 に等しいかの検定であるから，帰無仮説および対立仮説は

$$H_0 : \mu = \mu_0, \qquad H_1 : \mu \neq \mu_0 \qquad （両側検定） \tag{5.5}$$

　　または

$$H_0 : \mu = \mu_0, \qquad H_1 : \mu > \mu_0 \qquad （片側検定） \tag{5.6}$$

とし，有意水準は α とする.

　一方，大きさ n の標本データから，平均 $\bar{x}$，分散 s^2 を求めると，この場合の検定統計量は

$$t = \frac{\bar{x} - \mu_0}{s/\sqrt{n}} \tag{5.7}$$

となる. 分母は標準誤差である. t は H_0 のもとで自由度 $n-1$ の t 分布に従う. したがって，図 5.2 および 図 5.4 から H_0 の棄却域は

$$|t| > t_{1-\alpha/2}(n-1) \quad （両側検定），\qquad t > t_{1-\alpha}(n-1) \quad （片側検定） \tag{5.8}$$

である.

　たとえば，有意水準が $\alpha = 0.05$ のとき，H_0 の棄却域は

$$|t| > t_{0.975}(n-1) \quad （両側検定），\qquad t > t_{0.950}(n-1) \quad （片側検定）$$

となる.

　以上のように t 分布を使う検定を **t 検定** とよんでいる. その場合，正規母集団が前提になっていることを注意しておく.

【**注意 5.2**】帰無仮説 $H_0 : \mu = \mu_0$ が採択されることと $\mu = \mu_0$ は同値ではない. たとえば，

$$H_0 : \mu = \mu_0 \ が採択される \iff 95\% \ の確率で \ \mu = \mu_0$$

であるに過ぎない.

【例 5.4】 大きさ 10 の標本から，平均 $\bar{x} = 299.2$ (mg)，標準偏差 $s = 1.539$ (mg) を得た．このとき，母平均 μ は 300 (mg) といえるか．これを有意水準 5% で検定せよ．

【解】 帰無仮説および対立仮説を

$$H_0 : \mu = 300, \qquad H_1 : \mu \neq 300$$

とする．H_0 のもとでの検定統計量は

$$t = \frac{299.2 - 300}{1.539/\sqrt{10}} = -1.644$$

である．両側検定であるから $t_{0.975}(9) = 2.262$ より，$|t| = |-1.644| < 2.262 = t_{0.975}(9)$．したがって H_0 は棄却されない．

【例 5.5】 開発中の降圧剤 A を高血圧動物 12 匹に投与したところ，血圧は平均 $\bar{x} = 14$(mmHg) 下がり，標準偏差は $s = 3.5$(mmHg) であった．標準薬 S の降圧効果は 13.5(mmHg) である．A は S より降圧効果が大きいといえるか．$\alpha = 0.1$ で検定せよ．

【解】 帰無仮説および対立仮説を

$\quad H_0 : A$ と S の降圧効果は同じ，$\qquad H_1 : A$ は S より降圧効果が大きい
とし，$\alpha = 0.1$ で検定する．

このとき H_0 のもとでの検定統計量は

$$t = \frac{\bar{x} - \mu}{s/\sqrt{n}} = \frac{14 - 13.5}{3.5/\sqrt{12}} = 0.49$$

となる．H_0 の棄却域は $|t| > t_{1-\alpha}(n-1) = t_{0.900}(11) = 1.363$ であるから，H_0 は棄却されない．

$\quad A$ の降圧効果 14 は標準薬 S の効果 13.5 より大なのに，この検定で「効果が大きい」といえなかった．この場合，標本数を増やすなどで，検定を精密化すべきかもしれない．この例で，有意水準を 0.05（= 5%）でなく 0.1 にしたのは「α を小さくすると検出力 $1 - \beta$ も小さくなる」を考慮したからである．

5.3 2 群の母平均の比較検定

2 つの正規母集団 $N(\mu_1, \sigma_1^2)$, $N(\mu_2, \sigma_2^2)$ について，母平均は同じか，$\mu_1 = \mu_2$ の検定を考えよう．これは独立な 2 つの正規母集団から，それぞれ独立に標本を選び，母平均を比較するという検定である．たとえば，次のような場合この方法が使える．

(1) 新薬の薬効を市販の標準薬やプラセボの効果と比較するため，被験者を 2 群に分けそれぞれの群で独立にデータを求め，2 群の母平均を比較する．

(2) 動物実験で薬効（または毒性）を比較するため，動物を 2 群に分けてそれぞれのデータを求め，2 群の効果を比較する．

(3) 錠剤の製造工程を変えた．新旧の工程で錠剤の薬物含有量は同じかを比較する．

などがあげられる．この場合は帰無仮説および対立仮説を

$$H_0 : \mu_1 = \mu_2, \qquad H_1 : \mu_1 \neq \mu_2 \qquad （両側検定） \tag{5.9}$$

または

$$H_0 : \mu_1 = \mu_2, \qquad H_1 : \mu_1 > \mu_2 \qquad （片側検定） \tag{5.10}$$

とし，有意水準を α とする．この検定では，母分散が既知の場合と未知の場合に分けて考える．

5.3.1 母分散が既知の場合

2 つの母分散 σ_1^2, σ_2^2 は既知とする．母集団 $N(\mu_1, \sigma_1^2)$ から大きさ n_1 の標本をとり，その平均を $\bar{x}_1$，分散を s_1^2 とする．同様に $N(\mu_2, \sigma_2^2)$ から大きさ n_2 の標本をとり，その平均を $\bar{x}_2$，分散を s_2^2 とする．

このときの検定統計量は H_0 のもとで

$$z = \frac{(\bar{x}_1 - \bar{x}_2) - (\mu_1 - \mu_2)}{\sqrt{\sigma_1^2/n_1 + \sigma_2^2/n_2}} = \frac{(\bar{x}_1 - \bar{x}_2)}{\sqrt{\sigma_1^2/n_1 + \sigma_2^2/n_2}} \tag{5.11}$$

である．この z は標準正規分布 $N(0,1)$ に従う．したがって，H_0 の棄却域は

$$|z| > z_{1-\alpha/2} \quad （両側検定），\qquad z > z_{1-\alpha} \quad （片側検定） \tag{5.12}$$

となる．たとえば，両側検定で 95%, 99% の棄却域はそれぞれ $|z| > 1.96$ および $|z| > 2.58$ となる．

【注意 5.3】正規母集団でない場合でも，標本数が非常に大きければこの σ_1^2, σ_2^2 を各正規母集団から求めた標本分散 s_1^2, s_2^2 で置き換えて，上記と同様に検定をすることができる．理由は中心極限定理による．

5.3.2　母分散が未知の場合

2 つの正規母集団 $N(\mu_1, \sigma_1^2)$, $N(\mu_2, \sigma_2^2)$ で，母分散 σ_1^2, σ_2^2 は未知であるが，その値はほぼ同じのとき，$\mu_1 = \mu_2$ かの検定をしよう．

帰無仮説，対立仮説は (5.9) 式または (5.10) 式とし，有意水準は α とする．標本数 n_1, n_2，平均 $\bar{x}_1$, $\bar{x}_2$，分散 s_1^2, s_2^2 は前のとおりとするとき，2 つの標本を併せた分散を

$$s^2 = \frac{(n_1 - 1)s_1^2 + (n_2 - 1)s_2^2}{(n_1 - 1) + (n_2 - 1)} \tag{5.13}$$

とする．このとき帰無仮説のもとでの検定統計量は

$$t = \frac{(\bar{x}_1 - \bar{x}_2) - (\mu_1 - \mu_2)}{s\sqrt{1/n_1 + 1/n_2}} = \frac{(\bar{x}_1 - \bar{x}_2)}{s\sqrt{1/n_1 + 1/n_2}} \tag{5.14}$$

となり，この t は自由度が $n_1 + n_2 - 2$ の t 分布に従う．よって H_0 の棄却域は

$$|t| > t_{1-\alpha/2}(n_1 + n_2 - 2) \quad （両側検定 H_1 : \mu_1 \neq \mu_2 のとき） \tag{5.15}$$

$$t > t_{1-\alpha}(n_1 + n_2 - 2) \quad （片側検定 H_1 : \mu_1 > \mu_2 のとき） \tag{5.16}$$

である．

【例 5.6】A 薬の降圧効果をプラセボ P と比較するための臨床テストで，被験者 20 人に二重盲検法で 10 人には A を，残り 10 人には P を投与した．各被

験者につき投与後の血圧から投与前の血圧を引いた差を求めて，20 人のデータを得た．その結果 A 群では平均 7(mmHg) 下がり，標準偏差は 10(mmHg) であった．P 群では平均 1(mmHg) 下がり，標準偏差は 7(mmHg) であった．A に薬効ありといえるかを有意水準 5%,10% で検定せよ．ただし，A 群と P 群に対応する母集団の母分散は相等しいと仮定する．

【解】データは

$$A \text{ 群}: n_A = 10, \ \bar{x}_A = 7, \ s_A = 10, \qquad P \text{ 群}: n_P = 10, \ \bar{x}_P = 1, \ s_P = 7$$

である．A, P による降圧の母平均を μ_A, μ_P とし，帰無仮説および対立仮説は

$$H_0 : \mu_A = \mu_P, \qquad H_1 : \mu_A > \mu_P$$

とする．s_A^2, s_P^2 を合併した分散は

$$s^2 = \frac{(n_A - 1)s_A^2 + (n_P - 1)s_P^2}{n_A + n_P - 2} = \frac{149}{2}$$

H_0 のもとでの検定統計量は (5.14) 式より

$$t = \frac{\bar{x}_A - \bar{x}_P}{s\sqrt{1/n_A + 1/n_P}} = \frac{7 - 1}{\sqrt{149/2} \cdot \sqrt{2/10}} = 1.554$$

したがって，$\alpha = 0.05$ のとき $t < t_{0.95}(18) = 1.734$ となり，棄却されない．$\alpha = 0.1$ のとき $t > t_{0.9}(18) = 1.330$ となり，棄却される．以上から有意水準が 5% では降圧効果ありといえないが，10% なら降圧効果ありといえる．

【例 5.7】母分散は未知であるが，その値は同じと考えられる 2 つの正規母集団 $N(\mu_1, \sigma^2)$ と $N(\mu_2, \sigma^2)$ がある．$N(\mu_1, \sigma^2)$ から大きさ $n_1 = 20$ の標本をとったところ，平均 $\bar{x}_1 = 15.56$，分散 $s_1^2 = 4.945$ を得た．同様に $N(\mu_2, \sigma^2)$ から大きさ $n_2 = 22$ の標本をとったところ，平均 $\bar{x}_2 = 13.95$，分散 $s_2^2 = 4.412$ を得た．このとき，$\mu_1 > \mu_2$ といえるかを有意水準 5% および 1% で検定せよ．

【解】 帰無仮説および対立仮説を

$$H_0 : \mu_1 = \mu_2, \qquad H_1 : \mu_1 > \mu_2$$

とする．まず，2 群を併せた分散は (5.13) 式を用いて $s^2 = 4.665$．(5.15) 式を用いて H_0 のもとでの検定統計量を求めると $t = 2.413$ となる．この場合は片側検定であるから，有意水準を 5%，自由度 40 に注意して $t_{0.95}(40) = 1.684 < 2.413 = t$

ゆえ H_0 は棄却される．したがって，有意水準 5% では $\mu_1 > \mu_2$ となる．もし，有意水準が 1% なら $t_{0.99}(40) = 2.423 > 2.413 = t$ ゆえ H_0 は棄却されないから $\mu_1 > \mu_2$ とはいえない．

5.4 2群の母平均の比較検定（データを対で求めたとき）

前節では 2 つの独立な正規母集団から独立に標本をとり，2 つの母平均を比較した．ここでは 2 群からのデータが対で得られる場合に，母平均を比較をしよう．たとえば，以下のような場合である．

（1）　各被験者について治療前と後の観測値を対 (x, y) として求め，そのデータ $\{(x, y)\}$ から治療効果を検定する．

（2）　各被験者は 2 種類の薬 A, B を一定時間を経て投与される．A, B を投与後の観測値を対として，データ $\{(x, y)\}$ から A, B の治療効果を比較する．

（3）　動物実験で同日，同腹生まれの 2 匹を対とし，それぞれに処理 A, B を実施し，その観測値を対とみて A, B の処理効果を比較する．

などである．

この実験（臨床）計画は，2 群から独立に標本を求める場合に比べて次のような利点がある．(i) 1 人の被験者が 2 種類の処理を受けるため，被験者数が半分で済む，　(ii) 2 種類の処理効果を同一個体で測定するため，個体差による偏りを避けることができ，より鋭敏な測定値が得られる．しかし，上記の例 (2) の場合は，先の薬の効果が後の薬の効果にもち越されるという難点がある．

さて，対で求めたデータを $\{(x_i, y_i)\}$ $(1 \leqq i \leqq n)$ としよう．ただし，x_i, y_i はそれぞれ正規母集団 $N(\mu_1, \sigma^2), N(\mu_2, \sigma^2)$ からのデータである（母分散は同じ）．

帰無仮説および対立仮説は (5.9) 式，(5.10) 式とし，有意水準は α とする．この場合は，上のデータに対して $z_i = x_i - y_i$ $(1 \leqq i \leqq n)$ とおき，その平均を $\bar{z}$，分散を s^2 とする．このとき H_0 のもとでの検定統計量は

$$t = \frac{\bar{z}}{s/\sqrt{n}} \tag{5.17}$$

である. この t が自由度 $n-1$ の t 分布に従うことを用いるとよい. 棄却域は (5.8) 式で与えられる.

【例 5.8】 **表 5.3** は 8 人の被験者に安定剤を投与する前後 24 時間以内の睡眠時間を 1 時間単位で記録したものである. この安定剤は睡眠時間に寄与したといえるか. $\alpha = 0.05$ で検定せよ.

表 5.3

被験者	1	2	3	4	5	6	7	8
投与前 x	3	3.5	5	4	2	7	3.5	6
投与後 y	4	3	7	4.5	5	3	3.5	6.5
$y-x$	1	−0.5	2	0.5	3	−4	0	0.5

【解】 $z_i = x_i - y_i$ として $\bar{z} = 2.5/8 = 0.3125$, $s^2 = 4.2813$, $s = 2.0691$. したがって,

$$t = \frac{\bar{z}}{s/\sqrt{n}} = 0.427$$

この例では片側検定であるから, $t_{0.95}(7) = 1.895$ より $t > t_{0.95}(7)$ といえず, 棄却されないから, 睡眠効果ありとはいえない.

5.5　母比率の検定

医学, 薬学にはデータが「治癒した, 治癒せず」,「生存, 死亡」のように yes/no タイプで記述されるものが非常に多い. ここでは治癒率, 生存率のような比率の検定を考える. ただし, 2 項分布の正規分布による近似を使うので標本数は十分大と仮定する. 標本数が少ないときは後で述べるフィッシャーの直接確率法による検定を使う. また, 比率検定には次章で述べる χ^2 検定による方法もある.

さて, 母比率 p がある値 p_0 に等しいかの検定をしよう. $q_0 = 1 - p_0$ とする. 2 項分布の正規分布による近似 (第 2 章) を使うので, 標本数 n は条件 : $np_0 \geqq 5$, $nq_0 \geqq 5$ を満たしていなければならない. 帰無仮説および対立

仮説を

$$H_0 : p = p_0, \quad H_1 : p \neq p_0 \text{（両側検定）}, \quad H_1 : p > p_0 \text{（片側検定）} \quad (5.18)$$

とし，有意水準を α とする．

まず，大きさ n の標本データから標本比率 $\hat{p}$ を求める．このときの検定統計量は H_0 のもとで

$$z = \frac{\hat{p} - p_0}{\sqrt{p_0 q_0 / n}} \quad (5.19)$$

となり，z は標準正規分布に従う．よって，H_0 の棄却域は

$$|z| > z_{1-\alpha/2} \text{（両側検定）}, \quad z > z_{1-\alpha} \text{（片側検定）} \quad (5.20)$$

である．

たとえば，有意水準が 5% なら H_0 の棄却域は

$$|z| > 1.96 \text{（両側検定）}, \quad z > 1.65 \text{（片側検定）}$$

である．

【例 5.9】 ある街で 600 人を無作為抽出した中に，ある特性を持つ人が 61 人いた．この特性を持つ人の全国レベルでの母比率は 8.1% といわれている．この街の比率は全国と比べて高いといえるかを有意水準 5% で検定せよ．

【解】 この街での母比率を p として，帰無仮説および対立仮説を

$$H_0 : p = 0.081 \qquad H_1 : p > 0.081$$

とする．この場合，標本数は $n = 600$ で，仮定した母比率は 0.081 であるから，$600 \times 0.081 = 48.6 > 5$, $600 \times (1 - 0.081) = 551.4 > 5$ となる．標本比率は $\hat{p} = 61/600 = 0.102$ であるから，H_0 のもとでの検定統計量は

$$z = \frac{0.102 - 0.081}{\sqrt{0.081 \times 0.919/600}} = 1.89$$

したがって，$z = 1.89 > z_{0.95} = 1.65$ となり，H_0 は棄却される．この街の比率は全国比率より高い．

5.6　母比率の比較検定

2 つの治療方法の治療効果を較べるとき，治癒率で比較するとわかりよい．ここでは 2 つの母比率の比較に関する検定を考えよう．

母集団 A_1, A_2 で，ある事象（治癒，成功など）の起こる母比率をそれぞれ p_1, p_2 とする．このとき，帰無仮説および対立仮説

$$H_0 : p_1 = p_2, \quad H_1 : p_1 \neq p_2 \text{（両側検定）}, \quad H_1 : p_1 > p_2 \text{（片側検定）}$$
(5.21)

を有意水準 α で検定しよう．

A_1 から n_1 人（匹，個）を無作為に抽出して，当該の事象が r_1 回観察されたとする．このとき事象の起こる比率，つまり標本比率は $\hat{p}_1 = r_1/n_1$ である．A_2 についても同じようにして，標本比率 $\hat{p}_2 = r_2/n_2$ を得たとする．

さて，帰無仮説は正しいと仮定すると A_1, A_2 からの標本を併せて得られる比率は $\bar{p} = (r_1 + r_2)/(n_1 + n_2)$ となり，これは A_1, A_2 に共通の標本比率とみなせる．この場合，H_0 のもとでの検定統計量は

$$z = \frac{\hat{p}_1 - \hat{p}_2}{\sqrt{\bar{p}(1-\bar{p})(1/n_1 + 1/n_2)}}, \qquad \bar{p} = \frac{r_1 + r_2}{n_1 + n_2}$$
(5.22)

となり，これは標準正規分布に従う．よって，H_0 の棄却域は

$$|z| > z_{1-\alpha/2} \quad \text{（両側検定）}, \qquad z > z_{1-\alpha} \quad \text{（片側検定）}$$
(5.23)

である．

【例 5.10】 新しい医薬品 A といままで使っていた医薬品 B の治療効果を比較するためにテストをした．121 人の患者に A を投与したところ 53 人に治療効果を認めた．一方，110 人の患者に B を投与したところ 35 人に治療効果を認めた．A は B より治療効果が高いといえるか．これを 1% の有意水準で検定せよ．

【解】 A, B の母治癒率をそれぞれ p_1, p_2 として，帰無仮説および対立仮説を

$$H_0 : p_1 = p_2, \qquad H_1 : p_1 > p_2$$

とする．このとき A, B の標本比率はそれぞれ，$\hat{p}_1 = 53/121 = 0.438$, $\hat{p}_2 = 35/110 = 0.318$ となる．また，A, B からの標本を併せて得られる標本比率は $\bar{p} = 88/231 = 0.381$ である．よって，H_0 のもとでの検定統計量は $z = 1.876$ である．この場合は，有意水準 1% の片側検定であるから，H_0 の棄却域は $z > z_{1-0.01} = 2.33$ である．したがって，H_0 は棄却されない．言い換えると，A, B の治療効果に有意な差があるとはいえない．

5.7 第 2 種の過誤，検出力

仮説検定では有意水準 α をあらかじめ指定して，第 1 種の過誤をおかす確率が α 以下となるよう帰無仮説の棄却域を決めた．つまり，第 1 種の過誤をおかす確率は有意水準でコントロールできたといえる．

一方，第 2 種の過誤をおかす確率 β は検定の表面には現れなかったが，検出力 $1 - \beta$ はとても重要である（例 5.2 参照）．そこで，簡単な場合に β について概観しておこう．

わかりやすく，正規母集団で母分散も既知とする．それを $N(\mu, \sigma^2)$ としよう．有意水準は $\alpha = 0.05$ とし，帰無仮説および対立仮説は

$$H_0 : \mu = \mu_0, \qquad H_1 : \mu \neq \mu_0 \quad \text{（両側検定）}$$

とする．

大きさ n の標本データから求めた平均を $\bar{x}$ とすれば，このときの検定統計量は H_0 のもとで

$$z = \frac{\bar{x} - \mu_0}{\sigma/\sqrt{n}} \sim N(0, 1)$$

これは両側検定であるから H_0 の棄却域は $|z| > 1.96$，すなわち $|(\bar{x} - \mu_0)/(\sigma/\sqrt{n})| > 1.96$ である．これは

$$x_L = \mu_0 - 1.96 \times \frac{\sigma}{\sqrt{n}}, \qquad x_M = \mu_0 + 1.96 \times \frac{\sigma}{\sqrt{n}} \tag{5.24}$$

とおくとき

$\bar{x} < x_L$ または $\bar{x} > x_M$ なら H_0 を棄却

$x_L < \bar{x} < x_M$ なら H_0 を採択

である．つまり x_L, x_M は棄却か採択かの境界値である．

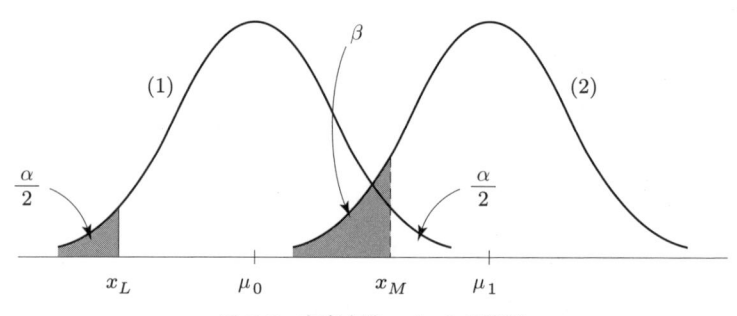

図 5.5　有意水準 α と β の関係

　さて，β は「H_0 が正しくないとき，H_0 を棄却しない」確率であった．こ
こで「H_0 が正しくない」とは，真の母平均を μ_1 とするとき $\mu_1 \neq \mu_0$，ある
いは $N(\mu_1, \sigma^2) \neq N(\mu_0, \sigma^2)$ を意味する．**図 5.5** はこれを図示したものであ
る．仮説 H_0 に対応する正規曲線を (1) とすれば，真の母集団分布は (2) の
ように (1) から離れていることを意味する．また，観測から得た $\bar{x}$ は (2) に
所属している．β は (2) がこのような位置にあるとき，$\bar{x}$ が H_0 棄却域に入
らない確率であるから，β の値は図 5.5 の灰色部分の面積になる．曲線 (2)
と x 軸で囲まれる図形の $x_L \leqq x \leqq x_M$ 部分の面積が β である．

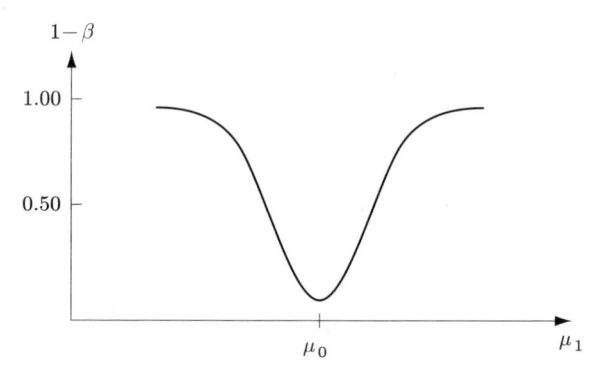

図5.6　検出力曲線（両側検定）

　図 5.6 は μ_0（曲線 (1)）を固定し，μ_1（曲線 (2)）を移動したとき，検出力
$1 - \beta$ がどのように変化するかを表す曲線である．μ_1 が μ_0 の左，右に移動

するとき β はこの変位に関し対称である.

次に，$\alpha = 0.05$ として片側検定の場合，つまり対立仮説が $H_1 : \mu > \mu_0$ の場合を考えよう．このときは $z_M = \mu_0 + z_{1-\alpha} \times \sigma/\sqrt{n} = \mu_0 + 1.65 \times \sigma/\sqrt{n}$ に対し，

$$\bar{x} > z_M \text{ なら } H_0 \text{ は棄却,} \qquad \bar{x} < z_M \text{ なら } H_0 \text{ は採択}$$

である.

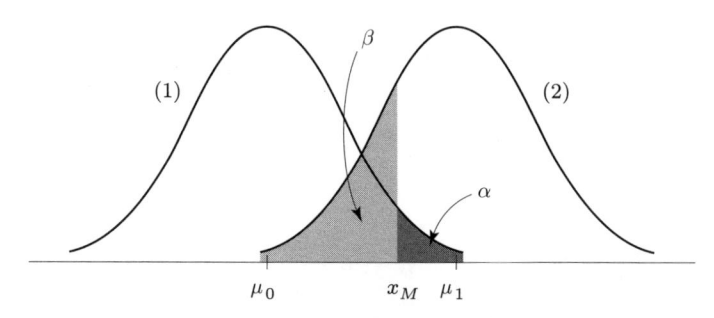

図 5.7　α と β の関係（片側検定）

H_0 は正しくないとして真の母平均を $\mu_1 > \mu_0$ とする．図 **5.7** で (1) は H_0 に対応する正規曲線，(2) は真の分布曲線とすると，β は $\bar{x}$ が H_0 棄却域に入らない確率である．曲線 (2) で $\bar{x}$ が $\bar{x} < x_M$ を満たす部分の面積となる．図 **5.8** はこのときの検出力曲線である.

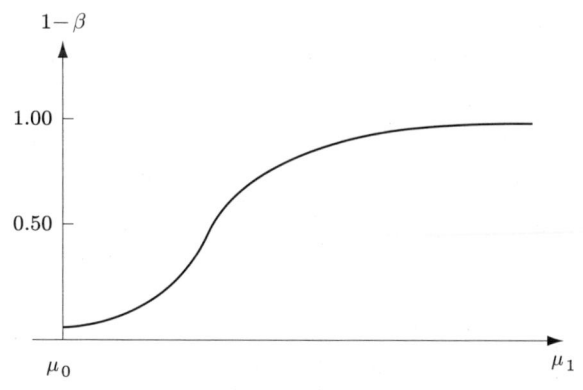

図 5.8　検出力曲線（片側検定）

図 5.5 と図 5.7 から次のことがわかる.

（1）　n を一定にして，α を小さくすれば β は大きくなる.

（2）　α を一定にして，β を小さくするには標本数 n を大きくすればよい.

■ 標本数のこと

実験計画や臨床計画をたてるとき,「標本数は最低限どのくらいとればよいか」は最重要課題の 1 つである.

ここで,「治験薬 A の治療効果がプラセボ P に較べ真に高いとき，臨床試験で A の効果がプラセボに較べ有意に高いことを示すには最低何人の患者が必要か」について考えよう.

【例 5.11】 A 群, P 群のデータは正規分布に従い，それぞれ $N(\mu, \sigma^2)$, $N(0, \sigma^2)$ とする. 帰無仮説と対立仮説を $H_0 : \mu = 0$, $H_1 : \mu > 0$ とする. ただし，過去のデータからおおよそ $\mu = 4$, $\sigma = 7$ がわかっている. このとき，$\alpha = 0.05$, $\beta = 0.2$, 検出力は 80% として，H_0 を棄却するには標本数は最低いくらあればよいか.

【解】 図 5.7 で (1) は P 群の分布曲線, (2) は A 群の分布曲線とする ($\mu_0 = 0$, $\mu = \mu_1 = 4$). この場合 $\beta = 0.2$ は「曲線 (2) と x 軸で囲まれる図形の $x \leqq x_M$ 部分の面積」であった. 標本数は n とする. (2) の確率変数を X とすれば

$$0.2 = P(X < x_M) \tag{5.25}$$

である. ただし,

$$x_M = 1.65 \times \sigma/\sqrt{n}$$

一方, 正規分布表から $P(Z < z) = 0.2$ となる z を求めて $P(Z < -0.84) = 0.2$. これは曲線 (2) または $X \sim N(\mu, \sigma^2)$ の標準化 $Z = (X - 4)/(\sigma/\sqrt{n})$ ゆえ,

$$P\left(X < 4 - 0.84 \times \frac{\sigma}{\sqrt{n}}\right) = 0.2 \tag{5.26}$$

(5.25) 式, (5.26) 式より

$$4 - 0.84 \times \frac{\sigma}{\sqrt{n}} = x_M = 1.65 \times \frac{\sigma}{\sqrt{n}}$$

これに $\sigma = 7$ を代入して $n = 18.99$. したがって $n = 19$ となる.

第**6**章

カイ 2 乗検定

> カイ 2 乗検定は，いろいろな検定の中で最も応用の広い検定法である．2 つの比率を比較する検定，標本分布は正規分布かをみる適合度検定，生活習慣と疾患との因果関係の有無に使う独立性検定などである．

6.1 カイ 2 乗検定（ χ^2 検定）

「このサイコロはゆがんでいないか」，「パンジーの花が咲いた，色の出現はメンデルの法則通りか」，このようなときに役立つのが χ^2 検定である． χ^2 検定は観測度数と期待度数との間に有意差はあるかを判定する検定である．

t 検定では，母集団（標本分布）は正規分布であると仮定していた．このように母集団が正規分布であることを前提にした検定を**パラメトリックな検定**という．ところが，これから取り上げる χ^2 検定はあとの章で登場する符号検定やウィルコクソンの順位和検定などとともに，母集団や標本分布になんら仮定をしない検定である．このような検定を**ノンパラメトリックな検定**という．

■ χ^2 分布

まず χ^2 分布の分布曲線と数表の見方から入ることにしよう．

χ^2 分布の確率変数は正の実数を動く連続的な確率変数である．各自然数 $\nu = 1, 2, \cdots$ に**自由度 ν の χ^2 分布**が対応していて，その分布曲線は**図 6.1** のようになっている（これは密度関数を $f_\nu(x)$ とすれば，$y = f_\nu(x)$ のグラフである）．

この曲線は正規分布や t 分布のように対称軸はもたないが，この曲線と x 軸で囲まれる図形の面積はいずれも 1 である．

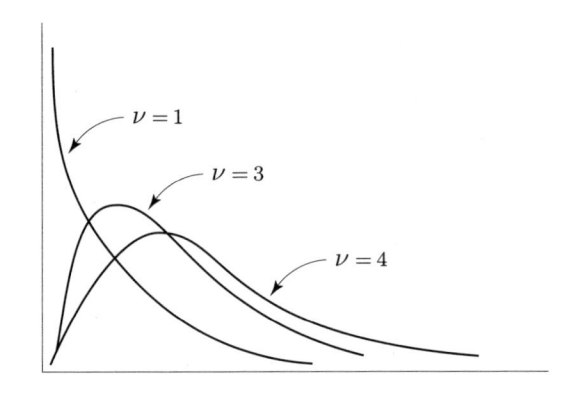

図 6.1   自由度 ν の χ^2 分布

自由度 ν の χ^2 分布曲線と x 軸で挟まれた領域の $x < x_0$ 部分の面積が α であるとき，$x_0 = \chi_\alpha^2(\nu)$ と書く．**図 6.2** は α と x_0 の関係を図示したものである．

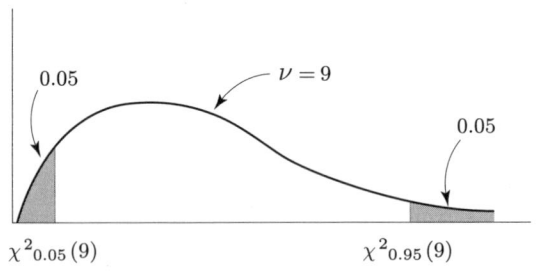

図 6.2 $\chi^2{}_{0.05}(9)$, $\chi^2{}_{0.95}(9)$

本書の巻末の χ^2 分布表には，各 $\nu = 1, 2, 3, \cdots, 150$（左端の列）および $\alpha = 0.005, 0.01, \cdots, 0.990, 0.995$（第 1 行）に対する x_0 の値が表示している．

その他 χ^2 分布表の使い方は t 分布表の場合と同じである．また χ^2 分布を使う検定を **χ^2 検定**という．

【例 6.1】 自由度が 9 のとき χ^2 分布表より $\chi^2_{0.95}(9) = 16.92$, $\chi^2_{0.05}(9) = 3.325$ を得る．つまり，$P(0 < X \leqq 16.92) = 0.95$, $P(0 < X \leqq 3.325) = 0.05$ である．したがって，

$$P(3.325 < X < 16.92) = 0.95 - 0.05 = 0.9$$

となる．

　χ^2 検定は，「観測度数と期待度数との間に有意な差はあるか」の判定に使われる．その場合，帰無仮説 H_0，対立仮説 H_1 は一般に

H_0：期待値と観測値に有意差はない，　H_1：期待値と観測値に有意差あり

という形で設定される．いま期待度数，観測度数が**表 6.1** のようであったとする．

表 6.1

カテゴリー	1	2	$\cdots$	i	$\cdots$	n
期待度数	E_1	E_2	$\cdots$	E_i	$\cdots$	E_n
観測度数	O_1	O_2	$\cdots$	O_i	$\cdots$	O_n

　このとき，検定統計量は

$$\chi^2 = \sum_{i=1}^{n} \frac{(O_i - E_i)^2}{E_i} \tag{6.1}$$

で，この χ^2 は一般に自由度が $\nu = n - r$ の χ^2 分布に従う．ただし，r は O_i, E_i についての（独立な）制約条件の個数である．

　(6.1) 式の χ^2 は，観測度数が期待度数から大きく離れていると大きな値をとり，観測度数が期待度数に近いときは 0 に近い値をとる．

「観測度数は期待度数から離れている $\Longleftrightarrow \chi^2$ の値は大きい」

　したがって，χ^2 検定では (6.1) 式の値が大きいとき H_0 を棄却，小さいときは H_0 を採択となる．たとえば，自由度が ν の場合，χ^2 の値が $\chi^2_{0.95}(\nu)$ を越えるとき有意水準 0.05 で H_0 は棄却となる．

■ 適合度検定

適合度検定は，期待度数と観測度数の有意差を判定する典型的な例である．例題でやってみよう．

【例 6.2】 あるサイコロを 120 回振り，出た目の回数を数えて**表 6.2** を得た．このサイコロは目の出方に偏りがないといえるか．有意水準10% で検定せよ．

表 6.2

出た目	1	2	3	4	5	6	計
回数	19	24	27	16	16	18	120
期待値	20	20	20	20	20	20	120

【解】 帰無仮説および対立仮説を

$$H_0 : \text{目の出方に偏りはない}, \qquad H_1 : \text{目の出方に偏りがある}$$

とする．H_0 が正しいと仮定すると，どの目も同じ確率で出現しなければならないから，各目の出現回数の期待値は $120 \times (1/6) = 20$ である．そこで，(6.1) 式の χ^2 を求めると

$$\chi^2 = \frac{(19 - 20)^2}{20} + \frac{(24 - 20)^2}{20} + \cdots + \frac{(18 - 20)^2}{20} = 5.10$$

である．一方，この場合の自由度は $\nu = 6 - 1 = 5$ （$19 + 24 + \cdots + 18 = 120$ が唯一の制約条件）であるから，χ^2 分布表より $\chi^2_{0.90}(5) = 9.24$．したがって，この場合 $\chi^2 = 5.10 < 9.24 = \chi^2_{0.90}(5)$ となり，H_0 は棄却されない．サイコロは偏っているとはいえない．

適合度検定の最も重要なテーマの 1 つに「標本分布は正規分布に従うといえるか」という問題がある．同様に「標本分布は対数正規分布に従うといえるか」，「標本分布は 2 項分布（あるいはポアッソン分布）に従うといえるか」といったことがある．ここでは標本分布が正規分布に従っているかの検定を例題によって説明しよう．

【例 6.3】 **表 6.3** は，あるクラスの男子生徒 50 人の身長を測定し，χ^2 検定を用いて，身長分布が正規分布に従っているかを検証したものである．

表 6.3

階級	度数 f	z	累積確率	区間確率	期待値 E	$\frac{(f-E)^2}{E}$
$x < 135$	0	$z < -2.51$	0.006	0.006	0.3	
$135 \leqq x < 140$	2	$-2.51 \leqq z < -1.98$	0.024	0.018	0.9	0.044
$140 \leqq x < 145$	2	$-1.98 \leqq z < -1.46$	0.072	0.048	2.4	
$145 \leqq x < 150$	6	$-1.46 \leqq z < -0.93$	0.176	0.104	5.2	0.123
$150 \leqq x < 155$	6	$-0.93 \leqq z < -0.41$	0.341	0.165	8.2	0.590
$155 \leqq x < 160$	8	$-0.41 \leqq z < 0.12$	0.548	0.207	10.4	0.554
$160 \leqq x < 165$	13	$0.12 \leqq z < 0.64$	0.739	0.191	9.6	1.204
$165 \leqq x < 170$	7	$0.64 \leqq z < 1.16$	0.877	0.138	6.9	0.001
$170 \leqq x < 175$	5	$1.16 \leqq z < 1.69$	0.954	0.077	3.9	
$175 \leqq x < 180$	1	$1.69 \leqq z < 2.21$	0.986	0.032	1.6	0.006
$180 \leqq x$	0	$2.21 \leqq z$	1.000	0.014	0.7	
計	50			1.000	50.1	2.522

【解説】帰無仮説と対立仮説を

H_0：身長は正規分布に従う，　　H_1：身長は正規分布に従わない

とし，有意水準は 10% とする．表 6.3 で第 1 列は身長 (cm) の階級を表し，第 2 列は各階級の度数である．

さて，帰無仮説は正しいと仮定してその身長分布を $N(\mu, \sigma^2)$ としよう．この場合は大標本 ($n = 50 > 30$) であるから，母平均および母分散はそれぞれ標本平均，標本分散と同一視できる．つまり $\mu = \bar{x} = 158.9$, $\sigma^2 = s^2 = 90.857$ である．よって，帰無仮説のもとで

{このクラスの男子生徒の身長} $\sim N(158.9, \ 90.857) = N(158.9, \ 9.532^2)$

である．そこで，$N(158.9, \ 9.532^2)$ から標準正規分布 $N(0, 1)$ に移す，つまり標準化する．この標準化は

$$X \to Z = \frac{X - 158.9}{9.532} \sim N(0, 1) \qquad (X \sim N(158.9, \ 9.532^2))$$

である．これはまた a から b までの区間を

$$a \leqq x < b \quad \to \quad \frac{a - 158.9}{9.532} \leqq z < \frac{b - 158.9}{9.532}$$

に移す．

　第3列の各区間（階級）は第1列の各区間（階級）をこの標準化で移したものである．こうして求めた第 i 行におけるこの区間を $z_{i-1} \leqq z < z_i$ とするとき，第4列には正規分布表から求めた確率 $P(z < z_i)$ が記入されている．さらに第5列は，この区間に対する区間確率が記入されている．これを男子生徒の分布に戻すには，確率を人数にしなければならない．第6列は第5列の値に人数50を掛けた値である．これが帰無仮説のもとでのこの階級の期待値に他ならない．第7列は適合度検定における検定統計量 χ^2 を求めるための値である．

　ここで χ^2 分布を使って適合度検定をする場合，注意すべきこととして

＜条件＞
　（1）期待値はいずれも1より大であること
　（2）期待値が5以上の項が全体の80%以上あること

を満たしていなければならない．

　この例では第1行，第2行，第11行の期待値が1より小さいので，このままでは χ^2 検定はできない．そこで第1行，第2行，第3行を合併し，第9行，第10行，第11行を合併し，それぞれ1つの階級としたときの $\frac{(f-E)^2}{E}$ の値が第2行と第10行の該当箇所に記入されている．こうすると，計7階級のうち6階級（86%）の期待値が5以上となり，上の条件を満たす（第1列〜第6列もこの合併に従って書き換える）．

　こうして求めた χ^2 の値が表の 2.522 である．次に，自由度であるが，7つの行があり，度数 f は7つの自由度をもつが，この場合

$$\text{合計人数} = 50, \quad \text{平均値} = 158.9, \quad \text{標準偏差} = 9.532$$

の3つの制約があるので，χ^2 の自由度は $\nu = 7 - 3 = 4$ である．一方，有意水準は10%であるから χ^2 分布表より $\chi^2_{0.9}(4) = 7.78 > 2.522 = \chi^2$ となり，H_0 は棄却されない．言い換えると，身長分布は正規分布 $N(158.9,\, 90.857)$ に従うといってよい．

　上記適合度検定の道筋を要約しておこう．

（1）　身長の度数分布表を作り（第2列），平均 $\bar{x}$ と分散 s^2 を求めた.

（2）　帰無仮説が正しいと仮定すると，身長分布は $N(\bar{x}, s^2)$ に従う（大標本）.

（3）　$N(\bar{x}, s^2)$ を標準化して各階級の区間確率を求め，これを50倍して各階級の期待値を求めた.

（4）　(1) の度数と (3) の期待値から χ^2 値を求めて検定した.

6.2　2×2分割表

■ 母比率の比較検定

χ^2 検定による母比率の比較を考えよう．第5章では2項分布の正規分布による近似を使って母比率を比較した．その場合，標本数は十分大という条件が必要であった．χ^2 検定ではこの条件は後で述べる条件で置き換わるが，計算がやさしいという利点がある.

たとえば，治験薬とプラセボの治癒率を比較するといった場合を考えてみよう．これは2群に対してそれぞれ，ある試行（投薬，治療）をして成功（改善，治癒）の母比率を比較することである．そのため I 群で n_1 回試行をしたら a 回成功した．II 群では n_2 回の試行で b 回成功した．このとき，I 群と II 群の成功率を比較してみよう．ここで試行の結果は「成功」「失敗」のいずれかで，それ以外は起こらない.

成功の標本比率は I 群では $\hat{p}_1 = a/n_1$, II 群では $\hat{p}_2 = b/n_2$ である．I, II 群での成功の母比率をそれぞれ p_1, p_2 として $p_1 = p_2$ かの検定をするので，帰無仮説および対立仮説を

$$H_0 : p_1 = p_2, \qquad H_1 : p_1 \neq p_2$$

とし，有意水準を α とする.

$c = n_1 - a,\ d = n_2 - b$ とおくと，上のデータは**表 6.4** のように表せる.

表 6.4

	I 群	II 群	計
成功	a	b	$a+b$
失敗	c	d	$c+d$
計	$a+c=n_1$	$b+d=n_2$	$a+b+c+d=N$

　データをこのように 2 行 2 列に並べ，周辺に合計を並べたものを **2 × 2 分割表**という．さらに，これを m 行 n 列に一般化したものを **$m \times n$ 分割表**という．

　さて，表 6.4 で H_0 が正しいと仮定すれば，成功の確率は I 群に入るか II 群に入るかには依存しないから $(a+b)/N$ である．同じ理由から失敗の確率は $(c+d)/N$ となる．一方，このデータで I 群または II 群に入る確率はそれぞれ，$(a+c)/N$，$(b+d)/N$ である．よって，H_0 のもとで I 群で成功する確率は積 $(a+b)/N \times (a+c)/N$ である．したがって，H_0 のもとで I 群で成功する人数を A とすれば，$A = N \times (a+b)/N \times (a+c)/N$ である．これは H_0 のもとでの期待値である．同様にして，II 群で成功する人数 B も計算できる．そこで，H_0 のもとでの期待値を表にすれば

表 6.5

	I 群	II 群	計
成功	A	B	$A+B$
失敗	C	D	$C+D$
計	$A+C=n_1$	$B+D=n_2$	N

$$A = N \times \frac{a+b}{N} \times \frac{a+c}{N}, \qquad B = N \times \frac{a+b}{N} \times \frac{b+d}{N}$$

$$C = N \times \frac{c+d}{N} \times \frac{a+c}{N}, \qquad D = N \times \frac{c+d}{N} \times \frac{b+d}{N}$$

となる．

　観察データの表 6.4 に対して，**表 6.5** は H_0 のもとでの期待値表である．したがって，このときの検定統計量は

$$\chi^2 = \frac{(a-A)^2}{A} + \frac{(b-B)^2}{B} + \frac{(c-C)^2}{C} + \frac{(d-D)^2}{D} \tag{6.2}$$

となり，この右辺は簡単な計算で

$$\chi^2 = \frac{N \times (ad - bc)^2}{(a+c)(b+d)(a+b)(c+d)} \tag{6.3}$$

となることがわかる.

　$m \times n$ 分割表に対しても 2×2 分割表の場合とまったく同じ方法で，m 行 n 列の期待値表を作成することができ，(H_0 のもとで) 検定統計量 χ^2 が求められる. そのときの検定統計量 χ^2 は，自由度が $(m-1)(n-1)$ の χ^2 分布に従うことがわかっている. とくに，2×2 分割表から得られる (6.3) 式の χ^2 は自由度 1 の χ^2 分布に従う. よって，有意水準 α で H_0 の棄却域は

$$\chi^2 > \chi^2_{1-\alpha}(1) \qquad (\chi^2 < \chi^2_{1-\alpha}(1) \text{ なら } H_0 \text{を採択})$$

となる. ただし，この結果は以下の条件を満たしている場合のみ正しい.

＜条件 1＞　データの総数を N とすれば $N \geqq 20$ である.

＜条件 2＞　$20 \leqq N \leqq 40$ のときは期待値に 5 以下の数が現れない.

　この条件を満たさない場合は χ^2 検定は適用できない. その場合はこの後で述べるフィッシャーの直接確率法を適用するとよい.

　2×2 分割の場合は，(6.3) 式の代わりに

$$\chi^2 = \chi^2(補正) = \frac{N \times (|ad - bc| - 0.5 \times N)^2}{(a+c)(b+d)(a+b)(c+d)} \tag{6.4}$$

を使う方が近似がよくなる. これを**イエーツの補正**（イエーツ（Yates）の連続修正ともいう）という. 棄却域は，上の場合とまったく同じである.

　2×2 分割の χ^2 検定を要約すると次のようになる.

（1）　データから 2×2 分割表を作り，上記条件を満たしているかの確認.

（2）　検定統計量 (6.3) 式または (6.4) 式の計算.

（3）　数表から $\chi^2_{1-\alpha}(1)$ を求めて棄却，採択をする.

【例 6.4】ある薬物の毒性を調べるためマウスを 2 群に分け，一方は薬物による処理群，他方は何もしないコントロール群として，1 年後の生存，死亡の

データを求め**表 6.6** を得た. 処理群とコントロール群の生存率に違いがある
かを有意水準 10% で検定せよ.

表 6.6

	処理群	コントロール群	計
生存数	19	26	45
死亡数	30	22	52
計	49	48	97

【解】帰無仮説および対立仮説を

$$H_0 : 2 \text{ 群の生存率に違いはない}, \qquad H_1 : \text{生存率は違う}$$

とする. これから χ^2, $\chi^2(\text{補正})$ を求めると

$$\chi^2 = \frac{97 \times (19 \times 22 - 26 \times 30)^2}{49 \times 48 \times 45 \times 52} = 2.31$$

$$\chi^2(\text{補正}) = \frac{97 \times (|19 \times 22 - 26 \times 30| - 0.5 \times 97)^2}{49 \times 48 \times 45 \times 52} = 1.73$$

一方, 数表から $\chi^2_{0.90}(1) = 2.71$ となり, いずれにしても H_0 は棄却されない.
マウスの生存率に有意差はない.

【例 6.5】 治療法 I, II の治癒率を較べるためのテストで次のデータを得た.
I 群は 25 人に治療し治癒率は $\hat{p}_1 = 0.6$ であった. II 群は 50 人に治療し治
癒率は $\hat{p}_2 = 0.8$ であった. 治癒率に違いがあるかを 5% の有意水準で検定
せよ. また, 正規分布を使った治癒率の比較ではどうか.

【解】治療 I, II の母治癒率をそれぞれ p_1, p_2 とし, 帰無仮説および対立仮説を

$$H_0 : p_1 = p_2 \qquad H_1 : p_1 \neq p_2$$

とする. データから

表 6.7

	I 群	II 群	計
治癒	15	40	55
治癒せず	10	10	20
計	25	50	75

となり，これから χ^2 を求めると

$$\chi^2 = \frac{75 \times (15 \times 10 - 40 \times 10)^2}{25 \times 50 \times 20 \times 55} = 3.41$$

一方，χ^2 分布表の自由度 1 の部分から $\chi_{0.95}^2(1) = 3.841 > 3.41 = \chi^2$ となり，H_0 は棄却されない．この場合 $\chi^2 > \chi^2(補正)$ ゆえいずれも棄却されない．

次に，正規分布による比率の比較検定をしよう．I 群，II 群の標本数は $n_1 = 25, n_2 = 50$ ゆえ $n_1 \hat{p}_1 = 15$, $n_2 \hat{p}_2 = 40$. ゆえに，正規分布を使うことができる．帰無仮説，対立仮説は上記のとおりとする．H_0 のもとで I 群，II 群を合併した治癒比率は $\bar{p} = 55/75 = 11/15$. したがって，H_0 のもとでの検定統計量は

$$z = \frac{|\hat{p}_1 - \hat{p}_2|}{\sqrt{\bar{p}(1-\bar{p})(1/n_1 + 1/n_2)}} = \frac{0.2}{\sqrt{11/15 \times 4/15 \times 3/50}} = 1.85$$

この場合の棄却域は $z > z_{0.975} = 1.96$ であるから，H_0 は棄却されない．

6.3 独立性検定

前節では χ^2 検定を使って 2 群の母比率を比較した．たとえば，マウスの処理群における生存率とコントロール群における生存率を比較するとき，帰無仮説は「生存率に違いはない」とした．

これは 2 つのカテゴリー「処理する，コントロールする」ということと，「生存，死亡」という事象がまったく無関係，独立であることを意味している．すなわち

「処理/コントロール」と「生/死」は無関係 $\Longleftrightarrow$ 生存率に違いはない

となっている．また，2 つの治療法の治癒率を比較するとき H_0 を「治癒率に違いはない」とした．これは「2 つの治療方法 (の違い)」が「治癒率」と無関係であることを意味している．

そこで，この節では χ^2 検定を使って 2 つの事象が独立であるか否かの判定をしよう．方法は比率の場合と同じなので例題を使って説明をする．

【例 6.6】 表 **6.8** は，ある飼料を与えられたマウスとその飼料を与えなかったマウスで，病気にかかったか否かを数えたものである．この飼料と病気にかかることとは独立か．有意水準 5% で検定せよ．

表 6.8

	飼料を与えた	飼料を与えず	計
病気にかかる	8	20	28
病気にかからず	30	200	230
計	38	220	258

【解】帰無仮説および対立仮説を

$$H_0 : \text{飼料と病気は無関係}, \qquad H_1 : \text{関係あり}$$

とする．イエーツの補正をした検定統計量 χ^2（補正）を (6.4) 式で求めると

$$\chi^2（補正） = \frac{258 \times (|8 \times 200 - 20 \times 30| - 0.5 \times 258)^2}{28 \times 230 \times 220 \times 38} = 3.6$$

χ^2（補正）$= 3.6 < \chi^2_{0.95}(1) = 3.84$ より，H_0 は棄却されない．したがって，飼料と病気は関係がない．

【注意】例 6.6 では検定統計量を χ^2（補正）を用いて計算したが，もし補正しない場合は $\chi^2 = 4.792$ となり H_0 は棄却される．補正をすると χ^2 の値は小さくなることをつけ加えておこう．

2 × 2 分割表を使うと，たとえば，喫煙習慣の有無と肺ガンにかかることの独立性を調べることはできる．この方法を発展させると，喫煙量が多いと肺ガンにかかる可能性は高まるかも調べることができる．次の例は薬剤の濃度を 3 水準に分け，薬剤の濃度と効果との関係を調べたものである．

【例 6.7】表 6.9 は，ある薬剤の濃度を 3 水準にして，濃度を変えたとき効果は変わるか，を検証するために求めたデータである．このデータから薬剤の濃度を変えたとき効果は変わるかを有意水準 5% で検定せよ．

表 6.9

	薬剤 1	薬剤 2	薬剤 3	計
効果あった	96	140	126	362
効果なかった	54	40	44	138
計	150	180	170	500

【解】薬剤 1, 2, 3 の効果の比率をみると，それぞれ $96/150 = 64\%$, $140/180 = 78\%$, $126/170 = 74\%$ である．比率におけるこの違いは有意であるか否かを調べたい．

そこで，帰無仮説および対立仮説を

$$H_0 : 効果は薬剤の濃度と無関係, \qquad H_1 : 関係あり$$

とする．このデータから H_0 のもとで期待値表を求めると，**表 6.10** のようになる．

表 6.10

	薬剤 1	薬剤 2	薬剤 3
効果あった	108.6	130.3	123.1
効果なかった	41.4	49.7	46.9

したがって，このときの検定統計量は，(6.1) 式より

$$\chi^2 = \frac{(96 - 108.6)^2}{108.6} + \frac{(140 - 130.3)^2}{130.3} + \cdots + \frac{(44 - 46.9)^2}{46.9} = 8.16$$

この χ^2 の自由度は 2×3 分割表なので，先に述べたように $(2-1) \times (3-1) = 2$ である．したがって，$\chi^2_{0.95}(2) = 5.99 < 8.16 = \chi^2$ で H_0 は棄却される．薬剤の濃度は治療効果に関係がある．

6.4　フィッシャーの直接確率法

2×2 分割表を使って検定をするとき，データの総数 N が 20 未満，または $20 \leqq N \leqq 40$ で期待値に 5 以下の数が現れる場合，χ^2 検定は適用できなかった．その場合は**フィッシャー** (Fisher) **の直接確率法**が用いられる．データの観察数が少なく「生/死」のように 2 分的な場合である．たとえば，医薬品開発の前臨床試験で動物を使った発ガン試験を検討する場合などに使われる．

データは表 6.4 のように与えられ，$N < 20$，または $20 \leqq N \leqq 40$ で期待値に 5 以下の数が現れたとする．このとき，帰無仮説および対立仮説を

$$H_0 : \text{I 群と II 群の成功率に違いはない}, \quad H_1 : \text{I 群と II 群の成功率は違う}$$

とする．このとき，H_0 のもとでの検定統計量は

$$P(表 6.4) = \frac{(a + b)! \times (c + d)! \times (a + c)! \times (b + d)!}{N! \times a! \times b! \times c! \times d!} \qquad (6.5)$$

となる．ただし

$$n! = n \times (n-1) \times (n-2) \times \cdots \times 1 \ (n > 0), \ 0! = 1$$

(6.5) 式は，表 6.4 において周辺のデータ $a+b$, $c+d$, $a+c$, $b+d$ が与えられたとき（または指定したとき），中のデータが a, b, c, d となる確率を表している．ここで，a, b, c, d は 0 または正の整数で，その 1 つを指定すると他は決まることを注意しておこう．

【例 6.8】ある虫刺され予防薬について効果の有無を調べるテストをし，次の結果を得た．無作為に選んだ被験者 17 人のうち 8 人にこの薬を塗ったところ 1 人が刺された．残り 9 人に偽薬を塗ったところ 6 人が刺された．この虫刺され予防薬に効果はあるといえるか．5% の有意水準で検定せよ．

【解】まず「虫に刺される」という事象を A とし，「予防薬を塗った」という処理を B として，処理 B と事象 A は独立かを検定すればよい．帰無仮説および対立仮説は

$$H_0 : A \text{ には効果がない}, \qquad H_1 : A \text{ には効果がある}$$

とする．標本数が少ないのでフィッシャーの直接確率法を適用する．このデータから得られる 2×2 分割表を

表 6.11

	虫に刺された	虫に刺されなかった	計
薬を塗った	u	v	$u+v$
偽薬を塗った	x	y	$x+y$
計	$u+x$	$v+y$	$u+v+x+y=N$

とすれば，周辺データは右上から $u+v = 8$, $x+y = 9$, $u+x = 7$, $v+y = 10$ となる．表 6.12 (a), (b), $\cdots$, (h) はこの周辺データをもつ 2×2 分割表をすべて書き上げたものである．

表 6.12

(a)	刺	否	計
薬	0	8	8
無	7	2	9
計	7	10	17

(b)	刺	否	計
薬	1	7	8
無	6	3	9
計	7	10	17

(c)	刺	否	計
薬	2	6	8
無	5	4	9
計	7	10	17

(d)	刺	否	計
薬	3	5	8
無	4	5	9
計	7	10	17

(e)	刺	否	計
薬	4	4	8
無	3	6	9
計	7	10	17

(f)	刺	否	計
薬	5	3	8
無	2	7	9
計	7	10	17

(g)	刺	否	計
薬	6	2	8
無	1	8	9
計	7	10	17

(h)	刺	否	計
薬	7	1	8
無	0	9	9
計	7	10	17

これら 8 つの場合が得られる確率を (6.5) 式を使って計算すると

$$P(a) = 0.002, \ P(b) = 0.035, \ P(c) = 0.181, \ P(d) = 0.363,$$
$$P(e) = 0.302, \ P(f) = 0.104, \ P(g) = 0.013, \ P(h) = 0.000$$

である（$P(h)$ は四捨五入した値）. 上記の観測値はこの中の (b) である. ここで u に注目しよう. 帰無仮説が正しいとすれば, u の期待値は 3.3 である. 一方, 観測値 (b) の u 成分 1 は 3.3 より小さい. そのときは u が 1 以下となる場合（観測値およびそれより極端な場合）, つまり (a), (b) の起こる確率の和（**P 値**という）を求め, 有意水準と比較する. すなわち $P(a) + P(b) = 0.002 + 0.035 = 0.037 < 0.05$ となり H_0 は棄却される. したがって, この予防薬は効果がある.

上の場合は $u = 1$ が期待値 3.3 以下であった. もし, u の値が期待値より大なら, その値以上の u 成分をもつ表に対する $P(\ )$ の総和をとるとよい.

6.5 母分散の推定と検定

検定というと母平均, 母比率に関するものが多いが, たとえば錠剤に含まれる薬物量が均等かというような場合, 母分散の推定や検定が必要になる. ここでは χ^2 分布を使って母分散の区間推定と検定を考えよう. いままでは χ^2 分布を用いたノンパラメトリックな検定を述べてきたが, この節だけは χ^2 分布を用いたパラメトリックな検定を扱う.

母集団は正規分布 $N(\mu, \sigma^2)$ に従っているとする. ここから大きさ n の標本をとり, その分散を s^2 とする. このとき

$$\chi^2 = \frac{(n-1)s^2}{\sigma^2} \tag{6.6}$$

は自由度が $\nu = n - 1$ の χ^2 分布に従うことがわかっている. これを使って母分散の区間推定や検定をしてみよう.

【例 6.9】 ある菓子業者が 1 個 1000mg のドロップを製造している. 30 個を無作為抽出したところ, 平均 1014 mg, 分散 3323 mg^2 を得た. 製品の母分散を 95% の信頼度で区間推定せよ. また, 母分散は 2000 mg^2 であるといえるかを有意水準 10% で検定せよ.

【解】 この場合 $n = 30$, $\bar{x} = 1014$, $s^2 = 3323$ である. 母分散 σ^2 の 95% 信頼区間を求めるには, t 分布を使って区間推定したと同じ考えで

$$\chi^2_{0.025}(29) < \chi^2 < \chi^2_{0.975}(29)$$

から求める. この場合自由度は $n = 29$ である. (6.6) 式に s^2 および n を入れて得られる χ^2 をこの不等式に代入して

$$\chi^2_{0.025}(29) = 16.05 < \frac{29 \times 3323}{\sigma^2} < 45.72 = \chi^2_{0.975}(29)$$

これを σ^2 について解けば, 求める母分散の 95% 信頼区間は $2108 < \sigma^2 < 6004$ である.

後半については, 帰無仮説および対立仮説を

$$H_0 : \sigma^2 = 2000(\text{mg}^2), \qquad H_1 : \sigma^2 \neq 2000(\text{mg}^2)$$

とする. このとき, H_0 のもとでの検定統計量を (6.6) 式で求めと, これは自由度 $n - 1 = 29$ の χ^2 分布に従う. さて, (6.6) 式より $\chi^2 = 29 \times 3323/2000 = 48.2$. 一方, 有意水準 $\alpha = 0.10$ より $\chi^2_{0.90}(29) = 39.1 < 48.2 = \chi^2$ となり, H_0 は棄却される. 母分散は $2000(\text{mg}^2)$ とはいえない.

第 **7** 章　　F 検定と分散分析

この章では F 分布を使う検定を考える．分散の比較，実験計画と臨床計画，1 因子分散分析，2 因子分散分析などを取り扱う．

7.1　母分散の比較 ── F 検定 ──

ばらつき，つまり分散をコントロールすることは製品の品質管理と深く関わっている．たとえば，錠剤の製造工程を変えたとき，錠剤に含まれる薬物量のばらつきは以前と同じだろうか．これは薬物量の分散を比較することに関係する．前章では χ^2 分布を使って母分散がある値に一致するかの検定および母分散の信頼区間を求めた．ここでは 2 つの分散の比較，2 つ以上の分散が同じかの判定を考えよう．そのため F 分布から入ることにする．

■ F 分布

1 つの正規分布から大きさ n_1, n_2 の標本をとり分散比 $F = s_1^2/s_2^2$ を求めると，この集まりは自由度が $(n_1 - 1,\ n_2 - 1)$ の F 分布をなす．

F 分布の確率変数は正の実数を変動する連続的な確率変数で，自然数の対 (ν_1, ν_2) の各々に対して，**自由度 (ν_1, ν_2) の F 分布**が対応している．この分布は**図 7.1** のように，対称軸は持たないが，この曲線と x 軸で囲まれた図形の面積は 1 である．

自由度が (ν_1, ν_2) の F 分布の確率変数を X とする．このとき $0 < \gamma < 1$ を満たす任意の γ に対して $P(0 < X < x_0) = \gamma$ となる x_0 がある．この x_0 を $F_\gamma(\nu_1, \nu_2)$ と表す．

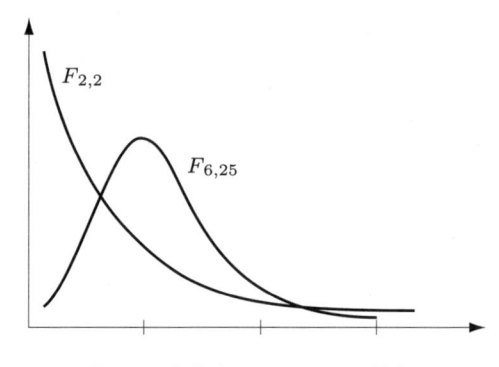

図 7.1　自由度 (ν_1, ν_2) の F 分布

$$P(0 < X < x_0) = \gamma \qquad \Longleftrightarrow \qquad x_0 = F_\gamma(\nu_1, \nu_2) \tag{7.1}$$

自由度 (ν_1, ν_2) の F 分布曲線を C とすれば，C と x 軸で囲まれる図形の $x = x_0$ より左側部分の面積が γ である（**図 7.2** 参照）．

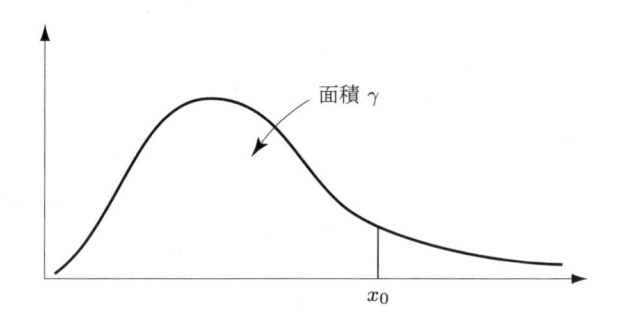

図 7.2　$P(0 < X < x_0) = \gamma,\ x_0 = F_\gamma(\nu_1, \nu_2)$

この $F_\gamma(\nu_1, \nu_2)$ は，次の性質をもっている．

$$F_{1-\gamma}(\nu_2, \nu_1) = \frac{1}{F_\gamma(\nu_1, \nu_2)} \tag{7.2}$$

$0.5 \leqq \gamma < 1$ に対する $F_\gamma(\nu_1, \nu_2)$ から $0 < 1-\gamma \leqq 0.5$ に対する $F_{1-\gamma}(\nu_2, \nu_1)$ が求まるから，$F_\gamma(\nu, \nu')$ の値は γ が $0.5 \leqq \gamma < 1$ の場合にわかればよいことになる．

この本の巻末には ν_1 を第 1 行, ν_2 を第 1 列にとり, $F_\gamma(\nu_1, \nu_2)$ の値を $\gamma = 0.95, 0.99 \ (> 0.5)$ の場合に表示している.

F 分布の第 2 の性質は分散比に関わるものである. 正規母集団 $N(\mu_1, \sigma_1^2)$, $N(\mu_2, \sigma_2^2)$ からそれぞれ独立に, 大きさが n_1, n_2 の標本をとり, それらの分散を s_1^2, s_2^2 とするとき

$$F = \frac{s_1^2/\sigma_1^2}{s_2^2/\sigma_2^2} \tag{7.3}$$

は自由度が $(n_1 - 1, \ n_2 - 1)$ の F 分布に従う. とくに $\sigma_1 = \sigma_2$ のとき, つまり 1 つの正規母集団から独立に大きさ n_1, n_2 の標本をとるとき, それらの分散 s_1^2, s_2^2 の比

$$F = \frac{s_1^2}{s_2^2} \tag{7.4}$$

は自由度が $(n_1 - 1, \ n_2 - 1)$ の F 分布に従う.

【例 7.1】 巻末の F 分布表を使っていくつかの計算をしてみよう.

$$F_{0.95}(5, 10) = 3.33 = F_{0.05}(10, 5)^{-1} \quad \text{より} \quad F_{0.05}(10, 5) = 0.30$$
$$F_{0.95}(30, 4) = 5.75 = F_{0.05}(4, 30)^{-1} \quad \text{より} \quad F_{0.05}(4, 30) = 0.17$$
$$F_{0.99}(5, 6) = 8.75 = F_{0.01}(6, 5)^{-1} \quad \text{より} \quad F_{0.01}(6, 5) = 0.11$$

■ 分散比の信頼区間

正規母集団 $N(\mu_1, \sigma_1^2)$, $N(\mu_2, \sigma_2^2)$ の分散比 σ_1^2/σ_2^2 の信頼区間を求めてみよう.

$n_1, \ n_2, \ s_1^2, \ s_2^2$ は (7.3) 式のとおりとし, $0 < \alpha < 1$ とする. このとき (7.3) 式の F は自由度が $(n_1 - 1, \ n_2 - 1)$ の F 分布に従うから, F は確率 $100(1 - \alpha)\%$ で

$$F_{\alpha/2}(n_1 - 1, \ n_2 - 1) < F < F_{1-\alpha/2}(n_1 - 1, \ n_2 - 1)$$

を満たす. よって, (7.2) 式より σ_1^2/σ_2^2 の $100(1 - \alpha)\%$ は

$$\frac{1}{F_{1-\alpha/2}(n_1 - 1, n_2 - 1)} \times \frac{s_1^2}{s_2^2} < \frac{\sigma_1^2}{\sigma_2^2} < F_{1-\alpha/2}(n_2 - 1,\ n_1 - 1) \times \frac{s_1^2}{s_2^2} \quad (7.5)$$

となる. たとえば, 90% 信頼区間は ($\alpha = 0.1$ として)

$$\frac{1}{F_{0.95}(n_1 - 1, n_2 - 1)} \times \frac{s_1^2}{s_2^2} < \frac{\sigma_1^2}{\sigma_2^2} < F_{0.95}(n_2 - 1,\ n_1 - 1) \times \frac{s_1^2}{s_2^2} \quad (7.6)$$

である.

(7.5) 式の区間に 1 が含まれると $\sigma_1^2 \neq \sigma_2^2$ とはいえない. またこの区間が 1 より大きい範囲 (または 0 と 1 の間) にあれば, $\sigma_1^2 > \sigma_2^2$ (または $\sigma_1^2 < \sigma_2^2$) となる.

■ 2 つの母分散の比較

2 つの正規母集団を $N(\mu_1, \sigma_1^2)$, $N(\mu_2, \sigma_2^2)$ とするとき, σ_1^2 と σ_2^2 の比較をしよう.

帰無仮説および対立仮説を

$$H_0 : \sigma_1^2 = \sigma_2^2, \qquad H_1 : \sigma_1^2 \neq \sigma_2^2$$

とし, 有意水準は α とする.

標本数 n_1, n_2, 分散 s_1^2, s_2^2 は (7.3) 式のとおりとする. このときの検定統計量は

$$F = \frac{s_1^2}{s_2^2}$$

となり, これは H_0 のもとで自由度 $(n_1 - 1,\ n_2 - 1)$ の F 分布に従う. ここで, もし $s_1^2 < s_2^2$ なら, $N(\mu_1, \sigma_1^2)$, $N(\mu_2, \sigma_2^2)$ を入れ替えて $s_1^2 \geqq s_2^2$ としておく. したがって, $F \geqq 1$ と仮定してよい. このとき

$$F \text{ は 1 から遠い (近い)} \Longleftrightarrow H_0 \text{ は棄却 (採択)}$$

に注意する. よって H_0 の棄却域は

$$F = \frac{s_1^2}{s_2^2} > F_{1-\alpha/2}(n_1 - 1,\ n_2 - 1) \qquad (両側検定) \quad (7.7)$$

となる. 対立仮説が $H_1 : \sigma_1^2 > \sigma_2^2$ なら, H_0 の棄却域は

$$F = \frac{s_1^2}{s_2^2} > F_{1-\alpha}(n_1 - 1,\ n_2 - 1) \qquad (片側検定) \qquad (7.8)$$

である.

【例 7.2】 正規母集団 $N_1 = N(\mu_1,\ \sigma_1^2),\ N_2 = N(\mu_2, \sigma_2^2)$ について,次の場合に $\sigma_1^2 = \sigma_2^2$ といえるかを有意水準 10% で検定せよ.また σ_1^2/σ_2^2 の 90%信頼区間を求めよ.

(1) N_1, N_2 からそれぞれ,大きさ $n_1 = 10, n_2 = 13$ の標本をとり,分散 $s_1^2 = 6.954, s_2^2 = 2.345$ を得た.

(2) N_1, N_2 からそれぞれ,大きさ $n_1 = 10, n_2 = 13$ の標本をとり,分散 $s_1^2 = 6.954, s_2^2 = 3.345$ を得た.

【解】 帰無仮説および対立仮説を

$$H_0 : \sigma_1^2 = \sigma_2^2, \qquad H_1 : \sigma_1^2 \neq \sigma_2^2$$

とし,有意水準は 10% とする.

(1) の場合,$s_1^2 > s_2^2$ で検定統計量は H_0 のもとで

$$F = \frac{s_1^2}{s_2^2} = \frac{6.954}{2.345} = 2.965 > 1$$

一方,両側検定ゆえ (7.7) 式で $\alpha = 0.1$ とした値を求めて $F_{0.95}(n_1-1,\ n_2-1) = F_{0.95}(9,12) = 2.80$.よって,$F > F_{0.95}(9,12)$ となり H_0 は棄却,すなわち $\sigma_1^2 \neq \sigma_2^2$ である.

また,この場合 σ_1^2/σ_2^2 の 90% 信頼区間は,(7.6) 式より

$$\frac{1}{F_{0.95}(9,12)} \times 2.965 < \frac{\sigma_1^2}{\sigma_2^2} < F_{0.95}(12,9) \times 2.965$$

よって,求める信頼区間は $1.06 < \sigma_1^2/\sigma_2^2 < 9.10$(これはまた 1 を含まないから $\sigma_1^2 \neq \sigma_2^2$ である).

(2) の場合も $s_1^2 > s_2^2$ で検定統計量は H_0 のもとで $F = 2.08$ となる.このときは $F < 2.80 = F_{0.95}(9,12)$ となり H_0 は棄却されない.すなわち $\sigma_1^2 = \sigma_2^2$ である.

この場合 σ_1^2/σ_2^2 の 90% 信頼区間は (7.6) 式に $s_1^2/s_2^2 = 2.08$ を代入して $0.74 < \sigma_1^2/\sigma_2^2 < 6.39$ を得る(これはまた 1 を含むから $\sigma_1^2 = \sigma_2^2$ である).

【例 7.3】 同じ錠剤を新 (A)，旧 (B) 2 つの工程で製造している．A,B から 6 個ずつ標本をとり，含有薬物量を測定した．A では平均 18.51(mg)，分散は 0.33(mg^2)，B では平均 18.01(mg)，分散は 2.51(mg^2) であった．B の母分散は A の母分散より大きいといえるか．5% の有意水準で検定せよ．

> **【解】** B の分散が大きいので B を第 1 群，A を第 2 群とみる．$n_1 = n_2 = 6$, $s_1^2 = 2.51$, $s_2^2 = 0.33$. このとき，帰無仮説および対立仮説を $H_0 : \sigma_1^2 = \sigma_2^2$, $H_1 : \sigma_1^2 > \sigma_2^2$ （片側検定）とする．このとき，帰無仮説のもとでの検定統計量は $F = s_1^2/s_2^2 = 7.61$. 一方，(7.8) 式から $F_{0.95}(5,5) = 5.05 < 7.61 = F$ ゆえ H_0 は棄却, B の母分散は A の母分散より大きい．

■ 2 つ以上の母分散の比較（バートレット (Bartlett) の方法）

ここでは 2 群以上の母分散がすべて同じといえるかの検定を考えよう．

比較したい正規母集団の母分散を $\sigma_1^2, \cdots, \sigma_r^2$ とする．帰無仮説および対立仮説を

$$H_0 : \sigma_1^2 = \sigma_2^2 = \cdots = \sigma_r^2, \qquad H_1 : \sigma_i^2 \neq \sigma_j^2 \text{ となる } i \text{ と } j \text{ がある}$$

とし，有意水準を α とする．

σ_i^2 は第 $i(1 \leqq i \leqq r)$ 正規母集団の母分散とし，この母集団から大きさ n_i のデータを求め，分散 s_i^2 を得たとしよう．このとき，第 1 群から第 r 群までを併せた分散を

$$s^2 = \frac{1}{(n_1 - 1) + \cdots + (n_r - 1)} \times \sum_{i=1}^{r} (n_i - 1)s_i^2 \tag{7.9}$$

で定義する．このとき検定統計量は

$$\chi^2 = \left(\sum_i (n_i - 1) \right) \times \log s^2 - \sum_i \left((n_i - 1) \times \log s_i^2 \right) \tag{7.10}$$

となり，これは H_0 のもとで自由度が $r-1$ の χ^2 分布に従う．したがって，H_0 の棄却域は

$$\chi^2 > \chi_{1-\alpha}(r - 1) \tag{7.11}$$

となる.

【例 7.4】4 つの機械が作る錠剤の重量偏差を調べるため，データを求めて**表 7.1** を得た．製品のばらつきはすべて同じといえるか．有意水準 5% で検定せよ．

表 **7.1**

機械	標本数 n	$n-1$	分散 s^2	$\log s^2$
I	3	2	3.8	1.335
II	4	3	5	1.609
III	3	2	3	1.099
IV	5	4	9	2.197

【解】4 つの機械が作る錠剤重量の母分散を $\sigma_1^2, \sigma_2^2, \sigma_3^2, \sigma_4^2$ とし，帰無仮説および対立仮説を

$$H_0 : \sigma_1^2 = \sigma_2^2 = \sigma_3^2 = \sigma_4^2, \qquad H_1 : \sigma_i^2 \neq \sigma_j^2 \text{ となる } i \text{ と } j \text{ がある}$$

とする.

第 I $\sim$ IV 群までを併せた分散は

$$s^2 = \frac{1}{2+3+2+4}(2 \times 3.8 + 3 \times 5 + 2 \times 3 + 4 \times 9) = 5.873$$

このときの検定統計量は

$$\chi^2 = 11 \times \log 5.873 - (2 \times 1.335 + 3 \times 1.609 + 2 \times 1.099 + 4 \times 2.197) = 0.991$$

帰無仮説のもとでこの χ^2 は自由度 3 の χ^2 分布に従うから，$\chi_{0.95}^2(3) = 7.82 > 0.991 = \chi^2$ ゆえ H_0 は棄却されない．錠剤のばらつきに違いがあるといえない.

7.2 臨床計画，実験計画

製薬に関わる臨床試験では詳細なガイドラインが用意されていて，実際の臨床試験はこのガイドラインに沿って試験計画が立てられ実行に移される．その際，すぐれた試験計画に基づく臨床試験は有意差の検出などで真に内容ある結果をもたらし，無駄の少ない，信頼性の高い結果を導くことが知られている．その意味で臨床試験の試験計画は非常に重要な要素であるが，この

中には当然統計処理の方法も組み込まれている.以下この統計処理との関係
で,計画立案に際しとくに配慮される事項をあげておこう.

（1）　偏り,とくに系統的な偏りをなくすこと.
（2）　被験者数の決定.有意差を検出するのに十分な被験者数の決定.
（3）　被験者（患者）の無作為選出と被験者の無作為割付.

　(2) について,被験者数が多ければ検出力,推定の精度（信頼度）は高ま
る.課題はこれらの条件を満たす最少人数を決定することである（5.7 節を
参照）.(1), (3) については無作為割付など,例で示すことにする.

■ 標本抽出の例

　乱数表を使って 500 匹のマウスから 30 匹を無作為に抽出してみよう.マ
ウスには 1 ～ 500 まで番号をつけておく.サイコロを振り,5 が出たと
すれば,乱数表の 5 番目の数から出発し,順に下 3 桁の数をとる.いま
$172, 935, 110, 043, \cdots$ が現れたとしよう.この中で 501 以上の数は捨てて,
マウスの番号が $172, 110, 43, \cdots$ のものを 30 匹になるまで選ぶとよい.

■ 無作為割付の例

　16 人の患者を治験薬群（A 群）とプラセボ群（P 群）に,それぞれ 8 人ず
つ無作為に割り付けてみよう.
（**第 1 の方法**）　16 人の患者にあらかじめ 1 ～ 16 まで番号をつけておく.サ
イコロを振り乱数表の出発点を決め,その数を第 1 患者に,隣りの数を第 2
患者にというように順に対応させる.第 1 患者の数が偶数（奇数）なら A 群
（P 群）に入れる.第 2 患者でもこれを繰り返す.たとえば,A 群が先に 8
人に達したら残りの患者は全部 P 群に入れるとよい.
（**第 2 の方法**）　16 人の患者を各 8 人からなる 2 組に分け,それを I, II 組と
する.I（または II）組の患者を上と同じ方法で A 群 4 人,P 群 4 人に割
り付ける.最後に I, II 群の A 群,P 群をそれぞれ併せるとよい.
　第 2 の方法は第 1 の方法に較べ,より均等な無作為割付であることに注目
しよう.

■ 交差試験法

この試験法は2つの処理効果を比較するときに使われる．2処理として，たとえば，治験薬とプラセボ，治験薬と標準薬などがあげられる．交差試験法は「どの被験者も2つの処理を1回ずつ順に受ける．処理の順番は無作為である」といった試験法である．2つの処理を A, B とすれば，たとえば

$$第1週 A \rightarrow 第2週 B　または　第1週 B \rightarrow 第2週 A$$

というように行われるので，被験者は2種類の処理を（交差的に）受けることになる．

【注意 7.1】被験者を2群に分けて2処理の効果を独立に観測する場合は，個体差による偏りが入る．交差試験法では2処理の効果を同一個体内で比較するため，個体差による偏りが排除される．さらに被験者数も半数で済むなどの利点がある．

■ ラテン方格法

交差試験法を一般化して処理数を2以上にしたものが**ラテン方格法**である．処理数と同数の被験者群（各群は同人数）に処理をするが，順番はバランスよく無作為に行う．たとえば，A, B, C, D の4処理では次のようにする．

表 7.2

被験者群	1回目	2回目	3回目	4回目
第1群	A	C	B	D
第2群	B	D	C	A
第3群	C	A	D	B
第4群	D	B	A	C

【注意 7.2】この場合も交差試験法と同じ利点がある．しかし，交差試験法，ラテン方格法では同一個体が2種類以上の処理を受けるため，前の処理効果が後の処理効果に影響を与えたり，前後の処理が交互作用を起こすこともある．

7.3　1因子分散分析

ある降圧剤の効果を調べるという場合，降圧剤を x, 効果を y とすれば，これは x と y の関係を明らかにすることである．

　このようなx, yの中に，とくに（数学的厳密さはないが）yがxの関数になっている場合がある．それを仮に$y = f(x)$と表そう．このときのxは指定された変数でこれを**因子**という．因子にはたとえば，薬物処理，ダイエット，特定の生活習慣などをとる．因子が薬物処理の場合，xはいくつかの濃度レベルを動き，それに対応する効果を調べるのだが，この濃度レベルを**因子水準**という．因子がダイエットならxはたとえば食事一般の減量と塩分減量を動き，この2つが因子水準となる．

　たとえば，降圧剤とダイエットを組み合わせて降圧効果を調べる場合，第1因子を降圧剤(x_1)，第2因子をダイエット(x_2)にとり$y = f(x_1, x_2)$をモデルに，因子水準の組み合わせ(x_1, x_2)について調べるとよい．

■ 交互作用

　処理Aの効果が4，処理Bの効果が11というとき，A, Bを併せた処理効果が$4 + 11$とならないとき，A, Bの間に**交互作用**があるという．相乗効果などはその1例である．

■ 1因子分散分析

　たとえば，3種類の降圧剤A, B, Cの効果を比較するためt検定を繰り返すとしよう．AとBおよびBとCの効果はいずれも確率90%で等しいとする．このときAとCの効果が等しくなる確率は81%になる（$0.9 \times 0.9 = 0.81$）．この例から3つ以上の母平均を有意水準5%で比較する場合，単純にt検定を繰り返してはいけないことがわかる．このような場合，まず1因子分散分析を使い「母平均はすべて同じか」を検定し，次にどの母平均がより大きいかを判定するという方法をとる．

　ここでは1因子分散分析を使って，a種類の処理（以後これをa処理という）の処理効果がすべて同じかの検定をしよう．帰無仮説および対立仮説は

$$H_0 : a \text{処理の効果は全て同じ}, \quad H_1 : \text{処理効果は全てが同じではない}$$

とし，有意水準をαとする．

　表 7.3はa処理について求めたデータとする．n_iは第i処理群の被験者

数，したがって被験者の総数は，$n = n_1 + n_2 + \cdots + n_a$ である．x_{ij} は第 i 処理群の第 j 被験者についてのデータである．

表 7.3 処理群からのデータ

処理	被験者のデータ			
処理 1	x_{11}	x_{12}	$\cdots$	x_{1n_1}
処理 2	x_{21}	x_{22}	$\cdots$	x_{2n_2}
$\vdots$	$\vdots$	$\vdots$	$\vdots$	$\vdots$
処理 a	x_{a1}	x_{a2}	$\cdots$	x_{an_a}

さて，分散分析を用いて H_0 の検定をする場合，次の条件を満たしていなければならない．

<条件> 各処理群は正規分布をなし，分散はすべての処理群について同じ．

この条件を確かめるには次の (1), (2) が容易である．

（1） 各 i について，データ $\{x_{i1}, x_{i2}, \cdots, x_{in_i}\}$ をヒストグラムに表す．

（2） (1) のヒストグラムが正規分布に近く，いずれも同じ形であるかを確かめる．

上の条件を厳密に確かめるには先に述べた「適合度検定」（6.1 節），「バートレットの方法」（7.1 節）を使う．

さて，データ $\{x_{ij}\}$ は条件を満たしているとしよう．すなわち，各処理 $i = 1, 2, \cdots, a$ について

$$x_{ij} \sim N(\mu_i, \sigma^2) \quad (j = 1, 2, \cdots, n_i)$$

とする．ここで，μ_i は第 i 処理群の母平均，σ^2 は処理 i に無関係である．このとき，H_0, H_1 は

$$H_0 : \mu_1 = \mu_2 = \cdots = \mu_a, \quad H_1 : \mu_i \neq \mu_j となる i と j がある$$

となる．

そこで，処理群をすべて併せた母平均を μ とし，$\mu_i = \mu + \alpha_i$ とする．α_i は第 i 処理群の全処理群に対する効果である．また μ は $\mu_1, \mu_2, \cdots, \mu_a$ の

平均ゆえ

$$\alpha_1 + \alpha_2 + \cdots + \alpha_a = 0$$

である. このようにおくと, 観測値 x_{ij} は

$$x_{ij} = \mu_i + \varepsilon_{ij} = \mu + \alpha_i + \varepsilon_{ij} \tag{7.12}$$

と表せる. ここで, 誤差 ε_{ij} は仮定から $\varepsilon_{ij} \sim N(0, \sigma^2)$ を満たしている. この式は観測値 x_{ij} が全平均 μ, 第 i 処理からの貢献 α_i, 誤差 ε_{ij} からなることを表していて, これを 1 因子分散分析の**統計モデル**とよんでいる.

さて, 表 7.3 のデータについて全データの平均を $\bar{x}$ とし, 第 i 処理の平均を $\bar{x}_i$ とする.

$$\bar{x} = \frac{1}{n} \sum_{i=1}^{a} \sum_{j=1}^{n_i} x_{ij}, \qquad \bar{x}_i = \frac{1}{n_i} \sum_{j=1}^{n_i} x_{ij} \quad (1 \leqq i \leqq a)$$

このとき,

$$(x_{ij} - \bar{x}) = (x_{ij} - \bar{x}_i) + (\bar{x}_i - \bar{x})$$

であるが, 実はこれらの平方和について

$$\sum_{i=1}^{a} \sum_{j=1}^{n_i} (x_{ij} - \bar{x})^2 = \sum_{i=1}^{a} \sum_{j=1}^{n_i} (x_{ij} - \bar{x}_i)^2 + \sum_{i=1}^{a} n_i (\bar{x}_i - \bar{x})^2 \tag{7.13}$$

が成り立つ. この式の左辺は観測値の全平均からのばらつき (**全変動** V_T) を表している. 右辺第 1 項は各 i について観測値の処理平均 $\bar{x}_i$ からの変動 (**処理内変動** V_W) を表している. 右辺第 2 項は処理平均の全平均 $\bar{x}$ からの変動 (**処理間変動** V_A) を表している (V_T の T は total, V_W の W は within, V_A の A は among の意である). この V_T, V_A, V_W は統計モデル (7.12) 式の $x_{ij} - \mu$, α_i, ε_{ij} の変動に対応する量である.

$$V_T = \sum_{i=1}^{a} \sum_{j=1}^{n_i} (x_{ij} - \bar{x})^2, \qquad V_A = \sum_{i=1}^{a} n_i (\bar{x}_i - \bar{x})^2,$$

$$V_W = \sum_{i=1}^{a} \sum_{j=1}^{n_i} (x_{ij} - \bar{x}_i)^2, \qquad V_T = V_W + V_A$$

実際にこれらの値を計算するには

$$X = \sum_{i=1}^{a} \sum_{j=1}^{n_i} x_{ij}, \qquad X_i = \sum_{j=1}^{n_i} x_{ij} \quad (1 \leqq i \leqq a) \tag{7.14}$$

$$V_T = \sum_{i=1}^{a} \sum_{j=1}^{n_i} x_{ij}^2 - \frac{X^2}{n} \tag{7.15}$$

$$V_A = \sum_{i=1}^{a} \frac{X_i^2}{n_i} - \frac{X^2}{n}, \qquad V_W = V_T - V_A \tag{7.16}$$

を用いるとよい.

さて,統計量 V_T, V_W, V_A は自由度がそれぞれ $n-1$, $n-a$, $a-1$ となる.そこで自由度で割って得られる平均変動を

$$s_W^2 = \frac{V_W}{n-a}, \qquad s_A^2 = \frac{V_A}{a-1} \tag{7.17}$$

と表す.このとき,検定統計量は

$$F = \frac{s_A^2}{s_W^2}$$

となり,これは H_0 のもとで自由度が $(a-1,\ n-a)$ の F 分布に従う(上の F は H_0 の成り立たないときは $F > 1$ となる).よって,H_0 の棄却域は有意水準が α のとき

$$F > F_{1-\alpha}(a-1,\ n-a)$$

である.このとき,「処理平均は全て同じ」といえない.

表 7.4 は,1因子分散分析をまとめたものである.

表 7.4　1因子分散分析表

	変動	自由度	平均変動	分散比
処理間	V_A	$a-1$	$s_A^2 = V_A/(a-1)$	$F = s_A^2/s_W^2$
処理内	V_W	$n-a$	$s_W^2 = V_W/(n-a)$	
全変動	$V_T = V_A + V_W$	$n-1$		

【**例 7.5**】**表 7.5** は 3 種類の処理による効果を表示したものである. 処理効果はすべて同じといえるかを有意水準 5% で検定せよ.

表 7.5　処理群からのデータ

処理						
処理 1	6	7.5	10	8	4	6
処理 2	11	11	7	9.5	9	13
処理 3	8	14	11.5	12	10	10

【**解**】処理 1, 2, 3 の母平均をそれぞれ μ_1, μ_2, μ_3 とし, 帰無仮説および対立仮説を

$$H_0 : \mu_1 = \mu_2 = \mu_3, \quad H_1 : \mu_i \neq \mu_j \text{ となる } i \text{ と } j \text{ がある}$$

とし, 有意水準は 5% とする.

表 7.4 の値を計算しよう. 処理数は $a = 3$, 処理群の標本数は $n_1 = n_2 = n_3 = 6$, 標本総数は $n = 18$ である. (7.14) 式 ～ (7.16) 式を使うと

$$X_1 = \sum_j x_{1j} = 41.5, \quad X_2 = \sum_j x_{2j} = 60.5, \quad X_3 = \sum_j x_{3j} = 65.5$$

$$\sum_j x_{1j}^2 = 308.25, \qquad \sum_j x_{2j}^2 = 631.25, \qquad \sum_j x_{3j}^2 = 736.25$$

$$X = \sum_{i=1}^{3} \sum_{j=1}^{6} x_{ij} = 167.5, \qquad \sum_{i=1}^{3} \sum_{j=1}^{6} x_{ij}^2 = 1675.75$$

$$V_T = \sum_i \sum_j x_{ij}^2 - \frac{X^2}{n} = 1675.75 - \frac{167.5^2}{18} = 117.069$$

$$V_A = \frac{X_1^2}{n_1} + \frac{X_2^2}{n_2} + \frac{X_3^2}{n_3} - \frac{X^2}{n} = \frac{1}{6}(41.5^2 + 60.5^2 + 65.5^2) - \frac{1}{18} \times 167.5^2 = 53.44$$

$$V_W = V_T - V_A = 117.069 - 53.44 = 63.625$$

ここで, V_A, V_W の自由度はそれぞれ $a - 1 = 2$, $n - a = 15$ となるから, 平均変動は

$$s_A^2 = \frac{V_A}{a-1} = \frac{53.44}{2} = 26.72, \qquad s_W^2 = \frac{V_W}{n-a} = \frac{63.625}{15} = 4.24$$

となる. したがって

$$F = \frac{s_A^2}{s_W^2} = 6.30$$

F は H_0 のもとで自由度が $(2, 15)$ の F 分布に従うこと，および $F_{0.95}(2, 15) = 3.68 < 6.30 = F$ より，H_0 は棄却される．すなわち，第 1，第 2，第 3 処理効果はすべてが同じとはいえない．

7.3.1 多重比較

a 個の処理効果の平均 $\mu_1, \mu_2, \cdots, \mu_a$ を比較するため分散分析で

$$H_0 : a \text{ 処理の処理効果はすべて同じ}$$

が棄却されたとして，次に処理効果の比較を考えよう．t 検定を繰り返すだけでは不完全であった．

たとえば，5 処理について

$$H_0 : \mu_1 = \mu_2 = \cdots = \mu_5, \qquad H_1 : \mu_i \neq \mu_j \text{ となる } i \text{ と } j \text{ がある}$$

を $\alpha = 0.05$ で検定する場合を考えよう．検定では H_0 が正しいとき，どれかの $i \neq j$ について $\mu_i \neq \mu_j$ の起こる確率は 0.05 とした．このような $\{i, j\}$ は全部で 10 組あるから，H_0 が正しいとき「少なくとも 1 組の $\{\mu_i, \mu_j\}$ について $\mu_i \neq \mu_j$ となる確率」は $0.5 = 0.05 \times 10$ で 10 倍になっている．したがって $\mu_1, \cdots, \mu_5$ を $\alpha = 0.05$ で同時比較するには，個々の μ_i, μ_j は $\alpha = 0.005 = 0.05/10$ で比較することが必要になる．このことに注意して，99 頁の条件のもとで $\mu_1, \cdots, \mu_a$ の同時比較の方法をいくつかあげておこう．データは表 7.3 のとおりとし，標本数 n_i, n，処理数 a，総平均 $\bar{x}$，第 i 処理の平均 $\bar{x}_i$，平均変動 s_W^2 などは上記のとおりとする．

■ ボンフェローニ（Bonferroni）の方法

$\mu_1, \cdots, \mu_a$ から取った k 組の $\{\mu_i, \mu_j\}$ $(i \neq j)$ について有意水準 α で同時比較をする（$\mu_i = \mu_j$ の同時検定）．このとき，帰無仮説 $\mu_i = \mu_j$ のもとで

$$t = (\bar{x}_i - \bar{x}_j) \left/ \sqrt{s_W^2 \left(\frac{1}{n_i} + \frac{1}{n_j} \right)} \right. \tag{7.18}$$

は自由度が $n-a$ の t 分布に従う．この場合は k 組の同時比較なので α を α/k として，$|t| > t_{1-\alpha/(2k)}(n-a)$ なら仮説 $\mu_i = \mu_j$ は棄却される．ここでは同時比較なので，標準誤差は i, j に無関係な s_W^2 を用いている．

■ テューキー・クレーマー（Tukey-Kramer）の方法

　ボンフェローニの方法は，処理数が多くなると検出力が落ちる．そのときは有意差の出やすいテューキー・クレーマーの方法がよく用いられる．すべての対 $\{\mu_i, \mu_j\}$ $(i < j)$ について有意水準 α で同時比較する．すなわち，帰無仮説 $\mu_i = \mu_j$ のもとで検定統計量

$$q = (\bar{x}_i - \bar{x}_j) \Bigg/ \sqrt{s_W^2 \left(\frac{1}{n_i} + \frac{1}{n_j}\right) \cdot \frac{1}{2}}$$

は，スチューデント化された範囲分布とよばれる確率分布に従うことを利用する．巻末の表（$\alpha = 0.05$）において，自由度 $n-a = n_1 + \cdots + n_a - a$，処理数 a に対応する値 $q(n-a, a)$ を読み，上式の検定統計量と比べて判定する．つまり，$|q| > q(n-a, a)$ なら帰無仮説 $H_0 : \mu_i = \mu_j$ は棄却される．信頼区間の言葉で表現すれば，$\mu_i - \mu_j$ の 95% 信頼区間は

$$\bar{x}_i - \bar{x}_j \pm \sqrt{s_W^2 \left(\frac{1}{n_i} + \frac{1}{n_j}\right) \cdot \frac{1}{2}} \times q(n-a, a)$$

である．

【例 7.6】 表 7.3 が下記の場合を考えよう．有意水準 $\alpha = 0.05$ とする．

処理	データ	自由度	平均 $\bar{x}_i$	分散 s_i^2
処理 1	$19, 20, 16, 22$	3	19.250	6.250
処理 2	$21, 17, 20, 23$	3	20.250	6.250
処理 3	$23, 27, 23$	2	24.333	5.333
処理 4	$25, 28, 30$	2	27.667	6.333

このとき $n = 14$, $a = 4$, $n - a = 10$, $s_W^2 = 6.083$, $q(10, 4) = 4.33$ である.

さて, 6 組の検定を行う.

帰無仮説	平均値の差	検定統計量	検定	信頼区間
$\mu_1 = \mu_2$	-1.000	-0.811		$(-6.336, 4.336)$
$\mu_1 = \mu_3$	-5.083	-3.816		$(-10.847, 0.680)$
$\mu_1 = \mu_4$	-8.417	-6.329	棄却	$(-14.180, -2.654)$
$\mu_2 = \mu_3$	-4.083	-3.065		$(-9.847, 1.680)$
$\mu_2 = \mu_4$	-7.417	-5.568	棄却	$(-13.180, -1.654)$
$\mu_3 = \mu_4$	-3.333	-2.341		$(-9.494, 2.828)$

処理 1 と処理 2 の比較で説明すると, $|q| = 0.81 < 4.33$ だから, 帰無仮説は棄却されない. このとき信頼区間は確かに 0 を含んでいる.

処理 1 と処理 4 の比較で説明すると, $|q| = 8.42 > 4.33$ だから, 帰無仮説は棄却され, $\mu_1 \neq \mu_4$ と判定される. また, 信頼区間はマイナス域に含まれるから, $\mu_1 < \mu_4$ と判定される.

■ ダネット (Dunnett) の方法

いままでの方法は任意の組 μ_i, μ_j に対して大小を比較するものであった. しかし, 第 1 処理をプラセボまたは標準薬にとり, 他の処理効果をこの第 1 処理とだけ比較する場合がある ($i, j > 1$ のとき μ_i, μ_j の比較は考えない). この方法はそのような場合に使われる. 有意水準を 0.05 とするとき, 第 1 処理と第 i 処理について

$$D = t' \sqrt{s_W^2 \left(\frac{1}{n_1} + \frac{1}{n_i} \right)} \tag{7.20}$$

とおく. ここで, $t' = t'(n - a,\ a - 1,\ \alpha)$ は自由度 $n - a$, 処理数 (マイナス 1) $a - 1$, 有意水準 0.05 で決まる定数である (巻末の数表を参照). この D に対して $\bar{x}_i - \bar{x}_1 > D$ なら $\mu_i > \mu_1$ である.

【例 7.7】 例 7.5 では自由度が $n-a = 15$, $a-1 = 2$, $\alpha = 0.05$ より $t' = 2.44$.
したがって，$D = 2.44 \times \sqrt{4.24/3} = 2.901$.

　また $\bar{x}_2 - \bar{x}_1 = 3.16 > 2.901$, $\bar{x}_3 - \bar{x}_1 = 4 > 2.901$ より $\mu_2 > \mu_1$, $\mu_3 > \mu_1$
となる.

7.4　2 因子分散分析（その 1）

　臨床あるいは実験計画をたてる際，データに系統的な偏りが入らないよう
にすることが非常に重要であった．系統的な偏りの例として，

　（1）　動物の薬物に対する応答は飼育場や同腹か否かで影響を受ける.

　（2）　薬物に対する感受性は，患者の重症度，年齢，性などの影響を受ける.

　（3）　臨床試験では試験施設（病院，医師，試験者の技量）に影響を受ける.
などが知られている．このような偏りを取り除く方法として，同じ年齢層で
同性の被験者（同一施設，同じ重症度の患者，同じ飼育場のマウス）を 1 つ
のブロックとして，全被験者をいくつかのブロックに分割し，各ブロックご
とに処理効果を比較するという方法がとられる．被験者を性，年齢，重症度
でいくつかの層に分けて偏りを除去するというこの方法は，個体差による偏
りを交差試験法で除去した方法の一般化になっている.

> **【注意 7.3】** 1 因子分散分析では 1 つの因子に注目し，いくつかの処理水準につい
> てそれらの処理効果を比較した．2 因子分散分析では「処理」と「ブロック」という
> 2 つの因子について調べることになる．たとえば，第 1 因子として 3 水準からな
> る降圧剤をとり，第 2 因子として年齢層によるブロックをとる．そのうえで処理効
> 果を比較するのである．この場合，被験者の処理群への割付は無作為にとれるが，
> ブロック群への割付は無作為ではないことに注意しよう．被験者の処理水準による
> 分割を横線とみれば，ブロック化は縦線による分割とみることができる.

　さて，a 処理，b ブロックで求めたデータは **表 7.6** のように表される．こ
こで，x_{ij} は第 i 処理，第 j ブロックのデータである.

表 7.6 *a* 処理，*b* ブロックから求めたデータ

	ブロック			
	1	2	$\cdots$	b
処理 1	x_{11}	x_{12}	$\cdots$	x_{1b}
処理 2	x_{21}	x_{22}	$\cdots$	x_{2b}
$\vdots$	$\vdots$	$\vdots$	$\vdots$	$\vdots$
処理 *a*	x_{a1}	x_{a2}	$\cdots$	x_{ab}

このデータから，*a* 処理の処理効果はすべて同じかを検定しよう．ブロック化は系統的な偏りを避けるためのものなので，ブロック効果については考えない．この場合，次の条件を満たしていなければならない．

＜条件 1 ＞ 各処理–ブロック群は正規分布をなし，分散は処理–ブロック群に無関係．

＜条件 2 ＞ 処理因子とブロック因子の間に交互作用はない．

μ は全処理群（全ブロック群）の母平均，μ_i は第 i 処理群の母平均，τ_j は第 j ブロック群の母平均として $\mu_i = \mu + \alpha_i$，$\tau_j = \mu + \beta_j$ とおく．α_i (β_j) は第 i 処理（第 j ブロック）の全平均 μ に対する効果を表し

$$\alpha_1 + \alpha_2 + \cdots + \alpha_a = \beta_1 + \beta_2 + \cdots + \beta_b = 0$$

を満たしている．このとき，データ x_{ij} は全平均，第 i 処理からの効果，第 j ブロックからの効果および誤差から構成されて

$$x_{ij} = \mu + \alpha_i + \beta_j + \varepsilon_{ij} \tag{7.21}$$

と表される．ここで，誤差は仮定から $\varepsilon_{ij} \sim N(0, \sigma^2)$ となる．これがこの場合の**統計モデル**である．このとき，帰無仮説および対立仮説を

$$H_0 : \mu_1 = \mu_2 = \cdots = \mu_a, \qquad H_1 : ある\ i, j\ について\ \mu_i \neq \mu_j$$

とし，有意水準を α として H_0 の検定をしよう．

まず，データ $\{x_{ij}\}$ の総平均を $\bar{x}$，第 i 処理の平均を $\bar{x}_{i\cdot}$，第 j ブロックの平均を $\bar{x}_{\cdot j}$ と表す．

$$\bar{x} = \frac{1}{ab} \sum_{i=1}^{a} \sum_{j=1}^{b} x_{ij}$$

$$\bar{x}_{i\cdot} = \frac{1}{b} \sum_{j=1}^{b} x_{ij} \ \ (1 \leqq i \leqq a), \quad \bar{x}_{\cdot j} = \frac{1}{a} \sum_{i=1}^{a} x_{ij} \ \ (1 \leqq j \leqq b)$$

このとき

$$(x_{ij} - \bar{x}) = (\bar{x}_{i\cdot} - \bar{x}) + (\bar{x}_{\cdot j} - \bar{x}) + (x_{ij} - \bar{x}_{i\cdot} - \bar{x}_{\cdot j} + \bar{x})$$

であるが，この式に現れるかっこの平方和

$$V_T = \sum_{i=1}^{a} \sum_{j=1}^{b} (x_{ij} - \bar{x})^2, \quad V_A = b \sum_{i=1}^{a} (\bar{x}_{i\cdot} - \bar{x})^2$$

$$V_B = a \sum_{j=1}^{b} (\bar{x}_{\cdot j} - \bar{x})^2, \quad V_E = \sum_{i=1}^{a} \sum_{j=1}^{b} (x_{ij} - \bar{x}_{i\cdot} - \bar{x}_{\cdot j} + \bar{x})^2$$

について，1 因子分散分析の場合と同様

$$V_T = V_A + V_B + V_E$$

が成り立つ．この V_T を**全変動**，V_A を**処理間変動**，V_B を**ブロック間変動**，V_E を**誤差変動**という．V_T, V_A, V_B, V_E を求めるには次式を用いるとよい．

$$X = \sum_{i=1}^{a} \sum_{j=1}^{b} x_{ij}, \quad X_{i\cdot} = \sum_{j=1}^{b} x_{ij}, \quad X_{\cdot j} = \sum_{i=1}^{a} x_{ij} \tag{7.22}$$

$$V_T = \sum_{i=1}^{a} \sum_{j=1}^{b} x_{ij}^2 - \frac{X^2}{ab}, \quad V_A = \frac{1}{b} \sum_{i=1}^{a} X_{i\cdot}^2 - \frac{X^2}{ab} \tag{7.23}$$

$$V_B = \frac{1}{a} \sum_{j=1}^{b} X_{\cdot j}^2 - \frac{X^2}{ab}, \quad V_E = V_T - V_A - V_B \tag{7.24}$$

V_T, V_A, V_B, V_E は，統計モデル (7.21) 式の $x_{ij} - \mu$, α_i, β_j, ε_{ij} の変動に対応する量である．また，V_T, V_A, V_B, V_E は自由度がそれぞれ，$ab - 1$, $a - 1$, $b - 1$, $(a-1)(b-1)$ の統計量であるから，これらの平均変動を

$$s_A^2 = \frac{V_A}{a-1}, \qquad s_B^2 = \frac{V_B}{b-1}, \qquad s_E^2 = \frac{V_E}{(a-1)(b-1)}$$

とする．このとき，H_0 の下での検定統計量は

$$F_A = \frac{s_A^2}{s_E^2}$$

で，これは自由度が $(a-1, (a-1)(b-1))$ の F 分布に従う．したがって，H_0 の棄却域は有意水準を α とすれば

$$F_A > F_{1-\alpha}(a-1, (a-1)(b-1))$$

である．同様にして，ブロック間の平均値の一致性は

$$F_B = \frac{s_B^2}{s_E^2}$$

によって検定することができる．

表 7.7　2因子分散分析表（その1）

	変動	自由度	平均変動	分散比 F
処理間	V_A	$a-1$	s_A^2	$F_A = s_A^2/s_E^2$
ブロック間	V_B	$b-1$	s_B^2	$F_B = s_B^2/s_E^2$
偶然誤差	V_E	$(a-1)(b-1)$	s_E^2	
総変動	V_T	$ab-1$		

7.5　2因子分散分析（その2）

前節では，各処理–ブロックの観測は1回として処理効果を考えた．ここでは各処理–ブロックについて，n 回ずつ観測を繰り返す場合の2因子分散分析を考えよう．観測が1回の場合と異なり，この場合は処理とブロックの間の交互作用の有無を検定することができる．

　$a \times b$ 個の処理–ブロックの各々に被験者を割り付けてデータを求める．i は 1 から a まで，j は 1 から b まで，k は 1 から n まで動くとして，第 i 処理，第 j ブロックの第 k 被験者について求めたデータを x_{ijk} と表す．これは，表 7.6 で x_{ij} の代わりにデータ $\{x_{ij1},\, x_{ij2},\, \cdots,\, x_{ijn}\}$ が入っていると考えればよい．

　このデータから「処理とブロックの間に交互作用があるか」「処理効果はすべて同じか」「ブロック効果はすべて同じか」の検定をする．また，この場合も次の条件を満たしていなければならない．

＜条件＞　各処理–ブロック群は正規分布をなし，その分散は処理およびブロックに依存しない．

　$\mu,\, \mu_i,\, \tau_j,\, \alpha_i,\, \beta_j$ $(1 \leqq i \leqq a,\, 1 \leqq j \leqq b)$ は先のとおりとする．また，γ_{ij} は第 i 処理と第 j ブロックの交互作用による効果とする．このとき，観測値 x_{ijk} の全平均からの効果は $x_{ijk} - \mu$ であるが，これから第 i 処理効果 α_i と第 j ブロック効果 β_j を取り去ると交互作用効果 γ_{ij} と誤差が残るから

$$x_{ijk} = \mu + \alpha_i + \beta_j + \gamma_{ij} + \varepsilon_{ijk}, \qquad \varepsilon_{ijk} \sim N(0, \sigma^2) \tag{7.25}$$

と表される．ここで，$\alpha_i,\, \beta_j,\, \gamma_{ij}$ は

$$\sum_{i=1}^{a} \alpha_i = \sum_{j=1}^{b} \beta_j = \sum_{i=1}^{a} \gamma_{ij} = \sum_{j=1}^{b} \gamma_{ij} = 0$$

を満たしている．(7.25) 式はこの場合の統計モデルである．

　この場合は，処理効果のほかに交互作用も考慮しなければならないので，帰無仮説および対立仮説を

$$H_0 : \gamma_{ij} = 0\ (1 \leqq i \leqq a, \quad 1 \leqq j \leqq b) \qquad H_1 : ある\ i, j\ について \gamma_{ij} \neq 0$$

$$H_0' : \mu_1 = \cdots = \mu_a \qquad H_1' : ある\ i, i'\ について \mu_i \neq \mu_{i'}$$

$$H_0'' : \tau_1 = \cdots = \tau_b \qquad H_1'' : ある\ j, j'\ について \tau_j \neq \tau_{j'}$$

とし，$H_0,\, H_0',\, H_0''$ の有意水準をそれぞれ $\alpha,\, \alpha',\, \alpha''$ とする．H_0 は「すべての処理–ブロックについて，交互作用はない」という意味である．

全データ $\{x_{ijk}\}$ の平均を $\bar{x}$ とする．すなわち

$$\bar{x} = \frac{1}{abn} \sum_{i=1}^{a} \sum_{j=1}^{b} \sum_{k=1}^{n} x_{ijk}$$

さらに，k, $\{j,k\}$, $\{i,k\}$ に関する平均をそれぞれ $\bar{x}_{ij.}$, $\bar{x}_{i..}$, $\bar{x}_{.j.}$ と表す．

$$\bar{x}_{ij.} = \frac{1}{n} \sum_{k=1}^{n} x_{ijk}, \quad \bar{x}_{i..} = \frac{1}{bn} \sum_{j=1}^{b} \sum_{k=1}^{n} x_{ijk}, \quad \bar{x}_{.j.} = \frac{1}{an} \sum_{i=1}^{a} \sum_{k=1}^{n} x_{ijk}$$

このとき

$$(x_{ijk} - \bar{x}) = (x_{ijk} - \bar{x}_{ij}) + (\bar{x}_{ij} - \bar{x}_{i..} - \bar{x}_{.j.} + \bar{x}) + (\bar{x}_{i..} - \bar{x}) + (\bar{x}_{.j.} - \bar{x}) \quad (7.26)$$

であるが，この式に表れるかっこの平方和

$$V_T = \sum_{i=1}^{a} \sum_{j=1}^{b} \sum_{k=1}^{n} (x_{ijk} - \bar{x})^2, \quad V_A = bn \sum_{i=1}^{a} (\bar{x}_{i..} - \bar{x})^2,$$

$$V_B = an \sum_{j=1}^{b} (\bar{x}_{.j.} - \bar{x})^2, \quad V_C = n \sum_{i=1}^{a} \sum_{j=1}^{b} (\bar{x}_{ij.} - \bar{x}_{i..} - \bar{x}_{.j.} + \bar{x})^2$$

$$V_E = \sum_{i=1}^{a} \sum_{j=1}^{b} \sum_{k=1}^{n} (x_{ijk} - \bar{x}_{ij.})^2$$

について再び

$$V_T = V_A + V_B + V_C + V_E$$

が成り立つ．V_T, V_A, V_B, V_C, V_E をそれぞれ **全変動**，**処理間変動**，**ブロック間変動**，**交互作用変動**，**誤差変動** という．これらは自由度がそれぞれ，$abn-1$, $a-1$, $b-1$, $(a-1)(b-1)$, $ab(n-1)$ の統計量である．これらはまた，統計モデル (7.25) 式に表れる $x_{ijk} - \mu$, α_i, β_j, γ_{ij}, ε_{ijk} の変動に対応していることがわかる．

　これらをデータから計算するには次式を使うとよい．

$$X = \sum_{i,j,k} x_{ijk}, \ X_{i..} = \sum_{j,k} x_{ijk}, \ X_{.j.} = \sum_{i,k} x_{ijk}, \ X_{ij.} = \sum_{k} x_{ijk} \quad (7.27)$$

$$V_T = \sum_{i,j,k} x_{ijk}^2 - \frac{1}{abn} X^2, \quad V_E = \sum_{i,j,k} x_{ijk}^2 - \frac{1}{n} \sum_{i,j} X_{ij\cdot} \tag{7.28}$$

$$V_A = \frac{1}{bn} \sum_i X_{i\cdot\cdot}^2 - \frac{1}{abn} X^2, \quad V_B = \frac{1}{an} \sum_j X_{\cdot j\cdot}^2 - \frac{1}{abn} X^2 \tag{7.29}$$

$$V_C = V_T - V_A - V_B - V_E \tag{7.30}$$

そこで，これらの平均変動を

$$s_A^2 = \frac{V_A}{a-1}, \quad s_B^2 = \frac{V_B}{b-1}, \quad s_C^2 = \frac{V_C}{(a-1)(b-1)}, \quad s_E^2 = \frac{V_E}{ab(n-1)}$$

と表すと，この場合の分散分析表は**表 7.8** のようになる.

表 7.8　2 因子分散分析表（各処理ブロックは n 回観測）

	変動	自由度	平均変動	分散比
処理間	V_A	$a-1$	s_A^2	$F_A = s_A^2 / s_E^2$
ブロック間	V_B	$b-1$	s_B^2	$F_B = s_B^2 / s_E^2$
交互作用	V_C	$(a-1)(b-1)$	s_C^2	$F_C = s_C^2 / s_E^2$
偶然誤差	V_E	$ab(n-1)$	s_E^2	
全変動	V_T	$abn-1$		

この分散分析表で，H_0 が正しいとき，$F_C = s_C^2 / s_E^2$ は自由度が $((a-1)(b-1), ab(n-1))$ の F 分布に従う. したがって，有意水準が α のとき

$$F_C > F_{1-\alpha}((a-1)(b-1), ab(n-1)) \quad \text{なら } H_0 \text{ は棄却}$$

となる. これで処理とブロックの間に交互作用があるかが判定される. 次に，H_0' と H_0'' の検定であるが，交互作用が非常に小さい場合，つまり H_0 が棄却されないときは前節の場合と同様にして，H_0' と H_0'' の検定をする. しかし，H_0 が棄却される場合は交互作用が大きいので，機械的に H_0' と H_0'' の検定をするわけにはいかない.

第 **8** 章 回帰直線と相関分析

> データが 2 つの数の対 $(x_1, y_1), (x_2, y_2), \cdots, (x_n, y_n)$ で与えられたとき, そのデータは平面上の点の集まりとみなせる. 本章ではこの点の集まりの近似直線を考え, それを使って推定をする. 最小 2 乗法, 回帰直線, 回帰係数, 回帰直線を使う推定, 相関分析, 順位相関などを取り上げる.

8.1 回帰直線

5.4 節では, データを **2 群から対で求めて** 2 群の母平均を比較した.

ここでも 2 数の対からなるデータを取り上げる. たとえば, 対 (x, y) として 1 被験者の身長と体重, 年齢と血圧, 注射をした後の経過時間と血中濃度, 1 錠剤の硬さと溶出時間などである. この場合のデータ (x, y) は, 1 標本のもつ **2 つの属性についての測定値** といえよう. この章ではこのようなデータを考える.

さて, 2 つの属性についてのデータを $(x_i, y_i), (1 \leqq i \leqq n)$ としよう. もし, このデータから x と y との関係がわかれば, それは 2 つの属性の間の関係とみなせる. また, x にある値を指定して y を推定することもできるであろう. この章では x と y との間に直線的な関係のある場合を考える.

8.1.1 最小 2 乗法と回帰直線

データ $(x_1, y_1), (x_2, y_2), \cdots, (x_n, y_n)$ というとき, これらを平面上の n 個の点とみなすことができる. ここでは, これらの点に共通の近似直線を考え

よう.

その前に，データ $\{(x_i, y_i)\}$ を次の 2 つのタイプにわけておこう.

（第 1 のタイプ） x_i, y_i がともに偶然誤差を含む場合.

たとえば，被験者の身長（x_i cm）と体重（y_i kg）の対を (x_i, y_i) とする場合，被験者の収縮期血圧（x_i mmHg）と拡張期血圧（y_i mmHg）の対を (x_i, y_i) とする場合，ロットから錠剤を無作為に抽出しその硬さと溶出時間を (x_i, y_i) とする場合などで，これらはいずれも x_i, y_i は無作為抽出や測定による偶然誤差を含んでいる.

（第 2 のタイプ） x_i は誤差を含まず，y_i のみ偶然誤差を含む場合（または x_i の誤差が y_i のそれに較べ無視できるとき）.

たとえば，年齢 x_i のある母集団から被験者を無作為抽出し，彼（彼女）の血圧を y_i (mmHg) とする場合，x_i はいくつかの指定された薬剤の濃度とし，x_i に対する患者の応答（の測定値）を y_i とする場合などがある．このタイプでは x_i は指定された時間（経過時間），指定された薬の量（濃度），温度などをとり，y_i は x_i に対する応答，測定値をとる場合を念頭に置いている.

この節ではもっぱら第 2 のタイプのデータを扱うが，もう少し制約をつけて，データ $\{(x_i, y_i)\}$ は次の条件を満たしているものとする.

＜条件 1 ＞ $x = x_i$ は誤差を含まない（x_i の誤差は y_i の誤差に較べ無視できる）.

＜条件 2 ＞ $x_i = x_{i'} = x_{i''} = \cdots$ のとき $\{y_i, y_{i'}, y_{i''}, \cdots\}$ は正規分布をなし，その分散はすべての x_i に共通な値である.

■ 最小 2 乗法

これらの条件を満たすデータ (x_i, y_i) $(1 \leqq i \leqq n)$ に対して，最良の近似直線を求めてみよう．ただし，データ分布が直線的か否かの判定は後にする（8.2 節）.

求める直線を $y = a + bx$ としよう．点 (x_i, y_i) は，この直線上にあるとは限らないから

$$y_i = a + bx_i + e_i \qquad (1 \leqq i \leqq n) \tag{8.1}$$

とおく．ここで，e_i は誤差であるが，条件 2 から $e_i \sim N(0, \sigma^2)$ となっている（σ^2 は x_i に無関係な定数）．

このとき，誤差の平方和

$$\delta = e_1^2 + e_2^2 + \cdots + e_n^2 \tag{8.2}$$

が最小となるよう求めた直線を**最良の近似直線**と考えるのである．この方法を**最小 2 乗法**という．

実際，上のデータからこの方法で a, b を求めると

$$b = \frac{n \sum_{i=1}^n x_i y_i - \sum_{i=1}^n x_i \sum_{i=1}^n y_i}{n \sum_{i=1}^n x_i^2 - (\sum_{i=1}^n x_i)^2}, \qquad a = \bar{y} - b\bar{x} \tag{8.3}$$

となる．このときの $y = a + bx$ が最良の近似直線である．これはまた次のように表せる．

$$y - \bar{y} = b(x - \bar{x}), \qquad b = \frac{\sum_{i=1}^n (x_i - \bar{x})(y_i - \bar{y})}{\sum_{i=1}^n (x_i - \bar{x})^2} \tag{8.4}$$

ここで，$\bar{x}$ は $\{x_1, x_2, \cdots, x_n\}$ の平均であり，$\bar{y}$ は $\{y_1, y_2, \cdots, y_n\}$ の平均である．この直線 $y = a + bx$ を x に関する y の**回帰直線**という．a, b はそれぞれ回帰直線の切片および傾きで，これを**回帰係数**という．

【**例 8.1**】簡単な回帰直線の例をあげておこう．

4 点が $(1, 1)$, $(1, -1)$, $(-1, -1)$, $(-1, 1)$ のときは，$b = 0$, $a = 0$ となり $y = 0$ となる（8.2 節，例 8.8 参照）．

【例 8.2】 データが $\{(2,2), (4,7), (7,9), (5,8)\}$ のとき，x に関する y の回帰直線を求めてみよう．

$$n = 4, \quad \sum x_i = 18, \quad \sum y_i = 26$$
$$\sum x_i^2 = 94, \quad \sum y_i^2 = 198, \quad \sum x_i y_i = 135$$

したがって

$$b = \frac{4 \times 135 - 18 \times 26}{4 \times 94 - 18^2} = 1.385, \quad a = \frac{26}{4} - 1.385 \times \frac{18}{4} = 0.268$$

よって，求める直線は $y = 0.268 + 1.385x$ となる（**図 8.1**）．

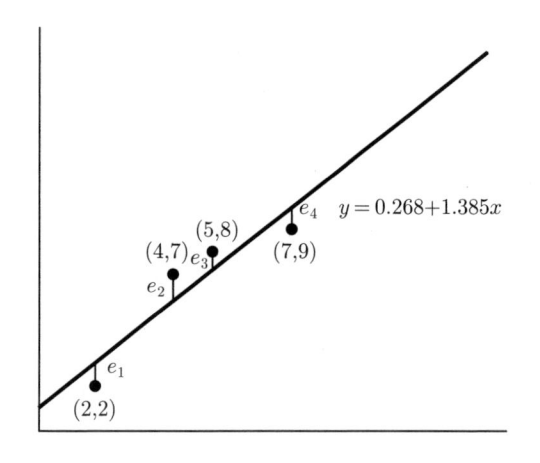

図 8.1

【例 8.3（血中濃度–時間曲線）】 **表 8.1** は，被験者に薬剤を急速投与したとき，投与 t 時間後の血中濃度 C (mg/l) と対数濃度 $\log C$ を表にしたものである．$\log C$ の t に関する回帰直線を求めて C と t の関係を求めよ．ただし，$\log$ は e を底とする自然対数である．

表 8.1　時間・血中濃度データ

t (時間)	1	2	4	8	16
C (mg/l)	25.1	24.5	23.0	21.5	3.6
$\log C$	3.223	3.199	3.135	3.068	1.281

【解】 $n = 5$, $(x, y) = (t, \log C)$ として, (8.3) 式を使って回帰直線を求める.

$$\sum_i x_i = 31, \quad \sum_i x_i^2 = 341,$$

$$\sum_i y_i = 13.906, \quad \sum_i y_i^2 = 41.50314, \quad \sum_i x_i y_i = 67.201$$

したがって

$$b = \frac{n\sum_i x_i y_i - (\sum_i x_i)(\sum_i y_i)}{n\sum_i x_i^2 - (\sum_i x_i)^2} = -0.128, \quad a = \bar{y} - b\bar{x} = 3.57$$

ゆえに, $\log C$ の t に関する回帰直線は

$$\log C = 3.57 - 0.128t$$

となり, これを書き改めると

$$C = 35.5 \times e^{-0.128t}$$

を得る. このときの曲線 $C = 35.5 \times e^{-0.128t}$ を**血中濃度−時間曲線**という.

8.1.2 母回帰直線の傾き

回帰直線の性質をもう少し調べておこう. データ $\{(x_i, y_i)\}$ から求めた回帰直線を $y = a + bx$ とする. ところで, $\{(x_i, y_i)\}$ はある母集団からの標本測定値なので, 別の標本をとれば $\{(x_i, y_i)\}$ も変わり, 別の回帰直線 $y = a' + b'x$ が得られる. 実はこうして得られる.

「回帰係数 a (または b) の集まりは正規分布をなしている」

その母平均を α (または β) とすれば, $y = \alpha + \beta x$ は母回帰直線で, 回帰直線 $y = a + bx$ はその1推定直線である (母回帰直線は我々には未知).

さて, 回帰直線 $y = a + bx$ は標本を変えるごとにゆれ動く. そのばらつき (分散) を求めておこう.

回帰係数 a, b は $\{(x_i, y_i)\}$ に対し $\delta = e_1^2 + \cdots + e_n^2$ を最小にする値であったから, その最小値を δ_0 とすれば

$$\delta_0 = \sum_{i=1}^n y_i^2 - a\sum_{i=1}^n y_i - b\sum_{i=1}^n x_i y_i \tag{8.5}$$

となる．この δ_0 は自由度が $n-2$ の統計量なので，その平均を $s_{y,x}^2$ $(s_{y,x} \geqq 0)$ と表そう．

$$s_{y,x}^2 = \frac{\delta_0}{n-2} = \frac{1}{n-2} \left[\sum_{i=1}^{n} y_i^2 - a \sum_{i=1}^{n} y_i - b \sum_{i=1}^{n} x_i y_i \right] \qquad (8.6)$$

ところで，各 x に対し y の集まりは正規分布となる（条件 2）から，その母分散を $\sigma_{y,x}^2$ とすれば，$s_{y,x}^2$ はこの $\sigma_{y,x}^2$ の不偏推定値になっている．言い換えると $s_{y,x}^2$ は**回帰直線のばらつきを表す量**といえよう．

■ 回帰直線の傾き

データ (x_i, y_i) $(1 \leqq i \leqq n)$ は 2 つの属性 A, B についてのデータとし，$y = \alpha + \beta x$ はその母回帰直線としよう．

もし $y = \alpha + \beta x$ の傾きが 0 $(\beta = 0)$ なら，x が変動しても y は変わらないから x と y は無関係（A と B は無関係）であることを意味する．もし $|\beta| > 0$ が大ならば，x のわずかの変化にも y は大きく変わるから，x, y (A, B) の間に強い関係のあることを意味する．

したがって

　　　　「x を指定し y を推定するには，まず $\beta \neq 0$ を確かめておくこと」

が必要である．

ここでは，より一般に，β がある β_0 に等しいかの検定をしておこう．そのため帰無仮説および対立仮説

$$H_0 : \beta = \beta_0, \qquad H_1 : \beta \neq \beta_0$$

とし，有意水準を α とする．

データ $\{(x_i, y_i)\}$ から (8.3) 式および (8.6) 式を使って，まず b と $s_{y,x}^2$ を求める．このときの検定統計量は

$$t = \frac{(b - \beta_0)}{s_b}, \qquad \text{ただし} \qquad s_b = \sqrt{\frac{s_{y,x}^2}{\sum_{i=1}^{n} (x_i - \bar{x})^2}} \qquad (8.7)$$

で，この t は H_0 のもとで自由度 $n-2$ の t 分布に従う．ここで，s_b は**回帰係数 b の標準誤差である**．したがって，H_0 の棄却域は

$$|t| > t_{1-\alpha/2}(n-2) \tag{8.8}$$

である．とくに，$\beta_0 = 0$ のときは $t = b/s_b$ に対して，上の式がその棄却域を与える．

(8.7) 式から母回帰係数 β の $100(1-\alpha)\%$ 信頼区間は

$$\beta = b \pm t_{1-\alpha/2}(n-2) \times s_b$$

となる．この区間が 0 を含まなければ $\beta \neq 0$ である．

【例 8.4】 例 8.3 で時間 t に関する $\log C$ の母回帰直線を $\log C = \alpha + \beta t$ として，β の 95% 信頼区間を求めよ．また $\beta \neq 0$ といえるだろうか．

【解】 $n=5$, $t_{0.975}(3) = 3.182$, $s_b = \sqrt{s_{y,x}^2 / \sum_{i=1}^{n} (x_i - \bar{x})^2} = 0.03$ より

$$\beta = b \pm t_{0.975}(3) \times s_b = -0.128 \pm 0.095$$

したがって，β の 95% 信頼区間は $-0.223 < \beta < -0.033$ である．この場合，β の信頼区間は 0 を含まないから $\beta \neq 0$ である．

8.1.3 回帰直線を使った推定

回帰直線の応用として，x（または y）を指定して y（または x）の推定をしてみよう．

まず，データ (x_i, y_i) $(1 \leq i \leq n)$ から (8.3) 式を使い回帰直線 $y = a + bx$ を求め，(8.6) 式より $s_{y,x}^2$ を求める．一方，母回帰直線 $y = \alpha + \beta x$ の傾きが $\beta \neq 0$ であることを確かめておく．

■ x を指定して y を推定

$x = x_0$ に対応する y の $100(1-\alpha)\%$ 信頼区間は

$$(a + bx_0) \pm t_{1-\alpha/2}(n-2) \times \sqrt{s_{y,x}^2 \left(\frac{1}{n} + \frac{(x_0 - \bar{x})^2}{\sum_{i=1}^{n} (x_i - \bar{x})^2} \right)} \tag{8.9}$$

となる. とくに, 母回帰直線の切片 α の $100(1-\alpha)\%$ 信頼区間は, $x_0 = 0$ として

$$\alpha = a \pm t_{1-\alpha/2}(n-2) \times \sqrt{s_{y,x}^2 \left(\frac{1}{n} + \frac{\bar{x}^2}{\sum_{i=1}^{n} (x_i - \bar{x})^2} \right)} \tag{8.10}$$

である.

【例 8.5 （錠剤に含まれる薬物量）】 表 8.2 はある錠剤について, 製造後の経過時間 x （月）と錠剤に含まれる薬物量 y (mg) を表示したものである. このデータから x に関する y の回帰直線を求めよ. また, 3ヶ月, 6ヶ月, 27ヶ月後の錠剤に含まれる薬物量を 95% の信頼度で推定せよ. さらに, 薬物量が 90 (mg) 以上であるのは製造後何ヶ月までか.

表 8.2　錠剤に含まれる薬物量

x （月）	0	6	12	18	24
薬物量 y (mg)	104	102.5	98.5	96.4	94

【解】 $n = 5$ として

$$\sum_i x_i = 60, \quad \sum_i x_i^2 = 1080, \quad \sum_i y_i = 495.4,$$
$$\sum_i y_i^2 = 49153.5, \quad \sum_i x_i y_i = 5788.2$$

より $a = 104.3$, $b = -0.435$. したがって, 回帰直線は $y = 104.3 - 0.435x$ となる. また

$$s_{y,x}^2 = \frac{1}{n-2} \left(\sum_i y_i^2 - a \sum_i y_i - b \sum_i x_i y_i \right) = 0.382$$

$n-2 = 3$, $t_{0.975}(3) = 3.182$, $\bar{x} = 12$, $\sum_i (x_i - \bar{x})^2 = 360$ と (8.9) 式より, $x = x_0$ に対する y の 95% 信頼区間は

$$y = (104.3 - 0.435x_0) \pm 3.182 \times \sqrt{0.382 \left(0.2 + \frac{(x_0 - 12)^2}{360} \right)}$$

となる. したがって

$$x_0 = \quad 3\text{ヶ月} \implies y \text{ は } 101.7 \sim 104.3 \text{(mg)}$$

$$x_0 = \quad 6 \, \text{ヶ月} \implies y \, \text{は} \, 100.6 \sim 102.8 (\text{mg})$$

$$x_0 = \quad 27 \, \text{ヶ月} \implies y \, \text{は} \, 90.8 \sim 94.3 (\text{mg})$$

となる. 薬物量が 90 mg 以上であるのは 28 ヶ月が 92.12 ± 1.88 であり, 29ヶ月が 91.69 ± 1.97 ゆえ, 28ヶ月までとなる.

【注意 8.1】 $x = x_0$ に対する y の推定は x_0 が $\bar{x}$ に近いほど精度がよく, x_0 が $\bar{x}$ から離れるほど誤差は大きくなる. 例 8.5 では $x_0 = \bar{x} = 12$ のとき, 推定の誤差が一番小さくなっている. これは (8.9) 式より明らかである.

■ y を指定して x を推定

次に, $y = y_0$ を指定してこの値に対する x の信頼区間を求める. 回帰直線から $x = (y - a)/b$ だが, 分子分母にばらつきが入るため少し複雑である.

まず, y_0 に対し $y_0 = a + bx_0$ となる x_0 を求める. このとき $y = y_0$ に対応する x の $100(1 - \alpha)\%$ 信頼区間は

$$\lambda^2 = \frac{(t_{1-\alpha/2}(n-2))^2 \times s_{y,x}^2}{b^2 \times \sum_{i=1}^{n} (x_i - \bar{x})^2} \tag{8.11}$$

とおくと

$$x = \frac{1}{1 - \lambda^2} \left\{ (x_0 - \lambda^2 \bar{x}) \pm t_{1-\alpha/2}(n-2) \times \frac{s_{y,x}}{b} \sqrt{\frac{1 - \lambda^2}{n} + \frac{(x_0 - \bar{x})^2}{\sum_i (x_i - \bar{x})^2}} \right\} \tag{8.12}$$

と表せる.

【例 8.6 (錠剤に含まれる薬物量)】 例 8.5 で, 錠剤のラベルには「1 錠につき薬物量は 100(mg)」とある. この錠剤の薬物量が 95% 以上であるのは何ヶ月後までか. 95% の信頼度で求めよ.

【解】 ラベルの「1 錠に含まれる薬物量 100(mg)」の 95% は 95(mg) を意味するから, 95(mg) になる月を推定すればよい. 簡単のため $T = t_{1-\alpha/2}(n-2)$ とおき, (8.12) 式を次の形に表して計算する.

$$x = \frac{1}{1 - \lambda^2} \left((x_0 - \lambda^2 \bar{x}) \pm \sqrt{\frac{T^2 s_{y,x}^2}{b^2} \times \frac{1 - \lambda^2}{n} + \lambda^2 (x_0 - \bar{x})^2} \right) \tag{8.13}$$

$$y_0 = 95 = 104.3 - 0.435 x_0 \quad \text{より} \quad x_0 = 21.379$$

$$s_{y,x}^2 = 0.3823, \quad b^2 = 0.1892, \quad \bar{x} = 12, \quad T = t_{0.975}(3) = 3.182$$

$$\sum (x_i - \bar{x})^2 = \sum x_i^2 - \left(\sum x_i\right)^2/n = 360 \ \text{より}$$

$$\frac{T^2 s_{y,x}^2}{b^2} = 20.46, \qquad \lambda^2 = \frac{T^2 s_{y,x}^2}{b^2 \sum (x_i - \bar{x})^2} = 0.0568$$

$$1 - \lambda^2 = 0.9432, \quad \frac{1}{1-\lambda^2} = 1.0602, \quad x_0 - \lambda^2 \bar{x} = 20.697$$

$$\frac{T^2 s_{y,x}^2}{b^2} \times \frac{1-\lambda^2}{n} + \lambda^2 (x_0 - \bar{x})^2 = 8.856$$

したがって，$x = 1.0602 \times (20.697 \pm 2.976) = 21.945 \pm 3.155$ となり，x は 18.79
〜25.10 である．これから錠剤の薬物量が 95%以上であるのは 18ヶ月までとなる.

8.1.4　回帰直線の平行性

ここでは 2 つの母回帰直線

$$l : y = \alpha + \beta x, \qquad l' : y' = \alpha' + \beta' x'$$

が平行かの検定を考えよう．このとき，もし

「l, l' が平行なら x に対する 2 つの応答 y と y' は比較可能」

となる．y に対する x, x' についても同様である（例 8.7 参照）.

さて，l, l' が平行かの検定は β, β' が同じかの検定なので，帰無仮説および対立仮説を

$$H_0 : \beta = \beta', \quad H_1 : \beta \neq \beta'$$

とし，有意水準を α とする.

l, l' の母集団からデータ (x_i, y_i) $(1 \leqq i \leqq n)$, (x_i', y_i') $(1 \leqq i \leqq n')$ を求め，回帰直線 $y = a + bx$, $y' = a' + b'x'$ と $s_{y,x}^2$, $s_{y,x}'^2$ を求める．この $s_{y,x}^2$, $s_{y,x}'^2$ を併せた分散を

$$s^2 = \frac{(n-2)s_{y,x}^2 + (n'-2)s_{y,x}'^2}{n + n' - 4} \qquad (s > 0)$$

とする．簡単のため

$$\xi^2 = \sum_{i=1}^{n} (x_i - \bar{x})^2, \quad \xi'^2 = \sum_{i=1}^{n'} (x_i' - \bar{x}')^2 \qquad (\xi > 0, \xi' > 0)$$

とおくと，このときの検定統計量は

$$t = \frac{b - b'}{s\sqrt{\frac{1}{\xi} + \frac{1}{\xi'}}} \qquad (8.14)$$

となり，この t は H_0 のもとで，自由度 $n + n' - 4$ の t 分布に従う．よって，H_0 の棄却域は $|t| > t_{1-\alpha/2}(n + n' - 4)$ である．

【例 8.7】 S は標準薬，T は治験薬とする．S, T の用量 D_S, D_T に対して $x_S = \log D_S, x_T = \log D_T$ とする．ある生物試験で，治験薬（標準薬）を D_T (D_S) だけ投与したときの応答を y_T (y_S) と表す．

このとき x_S と y_S および x_T と y_T の間に（ある範囲で）直線的関係があり，その母回帰直線が平行になったとする．すなわち

$$l_S : y_S = \alpha_S + \beta x_S, \qquad l_T : y_T = \alpha_T + \beta x_T$$

とする．この場合は治験薬の効果を標準薬の効果に対して比較することができる．治験薬の効果は標準薬より上（または同じ）なので，l_S は l_T を x 軸

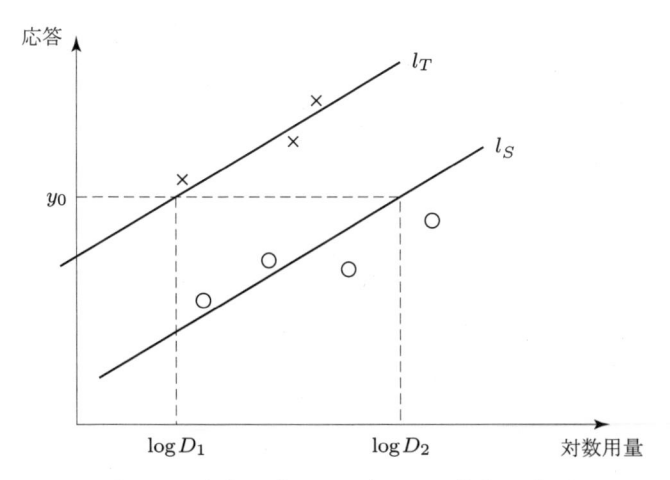

×印は l_T に対するデータ，○印は l_S に対するデータ

図 8.2 治療薬の標準薬に対する力価

の正方向に $M > 0$ だけ平行移動したものになっている. そこで $M = \log \rho$ とおく. **図 8.2** で効果 y_0 に対して, l_T において $y_0 = \log D_1$, l_S において $y_0 = \log D_2$ となる D_1, D_2 を図のように定めると

$$\log \frac{D_2}{D_1} = \log \rho \qquad \text{または} \qquad \rho = \frac{D_2}{D_1}$$

となり, これは

「T の 1 単位効力 $= S$ の ρ 単位効力」

ということを表している. この ρ を治験薬 T の S に対する**相対力価**とよんでいる.

8.2 相関分析

前節ではデータ分布が直線的であるか否かを問わずに, データの近似直線を求めた. ここではこの問題を考えよう.

ここで考えるデータ $\{(x_i, y_i)\}$ は (1) のタイプとする. すなわち $\boldsymbol{x_i}$, $\boldsymbol{y_i}$ はともに偶然誤差を含み, 次の条件を満たしているものとする.

<条件> $x_i = x_{i'} = x_{i''} = \cdots$ のとき $\{y_i, y_{i'}, y_{i''}, \cdots\}$ は正規分布をなし, その分散はすべての x_i に共通な値である. また, x_i を y_i と交換しても同じ性質をもつ.

これは, データを**図 8.3** のように平面上の点で表したとき, 任意に x (y) 軸に平行な帯状領域をとると, そこに含まれるデータが正規分布になることを意味している.

【注意 8.2】 $\{(x_i, y_i)\}$ が上記の仮定および条件を満たすとき, 前節の最小 2 乗法を使って, x に関する y の回帰直線および, y に関する x の回帰直線を求めることができる. しかし, 2 つの回帰直線は必ずしも一致しない.

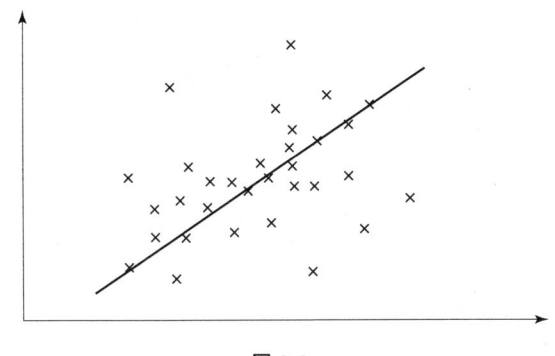

図 8.3

■ 相関係数

データ (x_i, y_i) $(1 \leqq i \leqq n)$ が与えられたとき，その分布はどれだけ直線的であるかを測る指標である．

上のデータに対して

$$r = \frac{\sum_i (x_i - \bar{x})(y_i - \bar{y})}{\sqrt{\sum_i (x_i - \bar{x})^2}\sqrt{\sum_i (y_i - \bar{y})^2}}$$

を**相関係数**という．データからこの r を実際に計算するときは

$$r = \frac{n \sum_{i=1}^n x_i y_i - (\sum_{i=1}^n x_i)(\sum_{i=1}^n y_i)}{\sqrt{n \sum_{i=1}^n x_i^2 - (\sum_{i=1}^n x_i)^2}\sqrt{n \sum_{i=1}^n y_i^2 - (\sum_{i=1}^n y_i)^2}} \tag{8.15}$$

を使うのが便利である．

【例 8.8】

(1) データ分布が正方形の頂点 $(1,1)$, $(1,-1)$, $(-1,-1)$, $(-1,1)$ のとき，

$$\sum x_i^2 = \sum y_i^2 = 4, \quad \sum_i x_i = \sum_i y_i = \sum_i x_i y_i = 0$$

より $r = 0$ となる．例 8.1 でみたようにこれは直線的分布をしていない．

(2) $r = \pm 1$ $\iff$ 点 (x_i, y_i) $(1 \leqq i \leqq n)$ はすべて 1 直線上にある．

(3) 例 8.3 の $(x, y) = (t, \log C)$ に関するデータでは

$$r = \frac{5 \times 67.2 - 31 \times 13.91}{\sqrt{5 \times 341 - 31^2}\sqrt{5 \times 41.5 - 13.91^2}} = -0.93$$

　したがって，この場合のデータは x と y との間に強い直線的関係のあることがわかる.

　相関係数 r は，次の性質をもっている.

（1）　r は $-1 \leqq r \leqq 1$ なる数で，データ (x_i, y_i) $(1 \leqq i \leqq n)$ が直線的分布に近いほど r は ± 1 に近い値をとり，逆に r が ± 1 に近いときデータは直線的な分布になる.

（2）　データが直線的な分布から離れているとき r は 0 に近い値となり，逆もいえる.

　相関係数 r が正（負）のとき **正の相関（負の相関）** という. このとき回帰直線の傾きは正（負）である.

　変量 x と y の間の母相関係数を ρ とすると，相関係数 r は ρ の不偏推定量になっている.

■ 相関の有無の検定

　相関係数はデータ分布が直線的かをみる指標で，もっぱら $r = 1$ の近くに目を向けていたが，今度は $r = 0$ の方に目を向けてみよう.

　年齢と血圧，肥満度と血圧，ある種の生活習慣と疾病など 2 つの属性の間に関係はあるだろうか. 相関係数はこんなときにも使われる. もしこれら 2 つの属性の間の母相関係数が 0 なら無関係ということになる. そこで，母相関係数 ρ が 0 か否かの検定をしておこう. そのため，帰無仮説および対立仮説を

$$H_0 : \rho = 0, \qquad H_1 : \rho \neq 0$$

とし，有意水準を α とする.

　データから相関係数 r を求めると，検定統計量は

$$t = r\sqrt{\frac{n-2}{1-r^2}} \tag{8.16}$$

となり，これは H_0 のもとで自由度 $n-2$ の t 分布に従う. よって H_0 の棄却域は $|t| > t_{1-\alpha/2}(n-2)$ である.

一般に，母相関係数 ρ がある値 $R \neq 0$ に等しいか，すなわち

$$H_0 : \rho = R, \qquad H_1 : \rho \neq R$$

の検定をするには，まず相関係数 r および R から

$$z_r = \frac{1}{2} \log \frac{1+r}{1-r}, \qquad z_R = \frac{1}{2} \log \frac{1+R}{1-R}$$

を求める．このとき

$$Z = \frac{z_r - z_R}{1/\sqrt{n-3}} \tag{8.17}$$

が H_0 のもとで標準正規分布 $N(0,1)$ に従うことを用いるとよい．ただし，$\log$ は e を底とする自然対数である．

【注意 8.3】データ $\{(x_i, y_i)\}$ から相関係数が 1 に近いとしても，x と y の関係が強いということにはならない．

【例 8.9】表 8.3 は 20 歳から 25 歳までの 8 人の男性について，身長 (x cm) と体重 (y kg) を測定したものである．このデータから x と y との間の相関係数を求めよ．また，母相関係数を ρ とするとき $\rho = 0$ か否かを有意水準 5% で検定せよ．

表 8.3

被験者	1	2	3	4	5	6	7	8
身長 x (cm)	175	180	173	168	183	184	175	177
体重 y (kg)	60.5	73	63.8	71	78.5	70	69	64.5

【解】$n = 8$, $\sum_i x_i = 1415$, $\sum_i x_i^2 = 250477$, $\sum_i y_i = 550.3$, $\sum_i y_i^2 = 38084.19$, $\sum_i x_i y_i = 97429.9$ より

$$r = \frac{8 \times 97429.9 - 1415 \times 550.3}{\sqrt{(8 \times 250477 - 1415^2)(8 \times 38084.19 - 550.3^2)}} = 0.4465$$

となる．また，母相関係数について帰無仮説および対立仮説を $H_0 : \rho = 0$, $H_1 : \rho \neq 0$ とする．この場合の検定統計量は

$$t = r\sqrt{(n-2)/(1-r^2)} = 1.222$$

で，これは自由度 $n - 2 = 6$ の t 分布に従うから $t_{0.975}(6) = 2.447$ より，H_0 は棄却されない．このデータで見る限り身長と体重との間に相関があるとはいえない．

8.3　順位相関

たとえば，n 人の新生児がいる．第 i 新生児のデータ (x_i, y_i) は

「身長は大きい方から x_i 番目，体重は重い方から y_i 番目」

と決める．ここでは，このようなデータが与えられたとき，新生児の身長と体重の間に相関はあるかといった問題を考えよう．

データ (x_i, y_i) $(i = 1, 2, \cdots, n)$ は 1 標本の 2 つの属性に関するデータで，x_i，y_i は順位を表しているから，これを**順位データ**という．

■ 順位のつけ方

（順位データの順位が同じ場合）　もし 1 位と 2 位が同順位ならこの 2 被験者に $(1 + 2)/2 = 1.5$ の順位をつける．3 位，4 位，5 位が同順位ならこの 3 被験者全員に $(3 + 4 + 5)/3 = 4$ の順位をつける，というようにする．

■ スピーアマンの相関係数

上記の方法で求めたデータ (x_i, y_i) $(1 \leqq i \leqq n)$ に対し

$$r_s = 1 - \frac{6 \sum_{i=1}^n d_i^2}{n(n^2 - 1)}, \qquad d_i = x_i - y_i \tag{8.18}$$

とおく．この r_S は前節の相関係数 r と同じ性質をもつので改めて繰り返さないことにする．この r_S を**スピーアマン** (Spearman) **の相関係数**という．

【例 8.10】 表 8.4 は，例 8.9 の身長および体重についてのデータを大きい方か

表 8.4

被験者	1	2	3	4	5	6	7	8
身長順位	5.5	3	7	8	2	1	5.5	4
体重順位	8	2	7	3	1	4	5	6
$d = x - y$	−2.5	1	0	5	1	−3	0.5	−2

らの順位で表したものである. この場合のスピーアマン相関係数 r_s を求めよ.

【解】(8.14) 式に $n = 8$, d_i を代入して

$$r_S = 1 - \frac{6 \times 46.5}{8 \times 63} = 0.446$$

を得る. この値では例 8.9 で求めた相関係数とほぼ同じ値である.

第9章 ノンパラメトリック検定

ここでは間隔尺度データに限らず，数値，順序尺度あるいはカテゴリー的といった表示のデータに対して，その検定を考える．符号検定，符号つき順序和検定，中央値検定などを取り上げる．

9.1 ノンパラメトリック検定

t 検定，F 検定，分散分析などを適用する場合，標本分布は正規分布をなすことが条件であった．母平均の検定では，標本分布が正規分布か否かがわからなくとも中心極限定理より，この条件が満たされていると考えることができた．このように母集団（標本）が正規分布に従っていることを前提にした検定を**パラメトリックな検定**といい，そうでない検定を**ノンパラメトリックな検定**という（6.1 節）．先に述べた χ^2 検定は後者の例である．

パラメトリックな検定では現実のいろいろな推定問題を母集団パラメータ（母平均，母分散など）の検定に帰着する．ところが，ノンパラメトリックな検定では χ^2 分布を使う適合度検定のように，母集団パラメータの検定という形はとらないことが多い．たとえば，母平均を比較する代わりに中央値を比較するなどである．

パラメトリックな検定で扱うデータはもっぱら間隔尺度つまり数値であったが，ノンパラメトリックな検定では「生存，死亡」，「著効有り，効有り，効なし」，「重傷度の 5 段階表示」のように，カテゴリー的なもの，順序尺度といった場合を取り扱う．

9.2　符号検定

データが順序尺度または数値で与えられていて，母集団は正規分布ではない（判定ができない），標本数も多くはないという場合に，

（1）　**母集団の中心がどのくらいか**.
（2）　同じような条件の 2 つのデータから，**もとの 2 母集団の中心を比較したい**.

このような問いに対する平均や中央値の検定を考えよう.

標本データを $\{y_1, y_2, \cdots, y_n\}$ とする，ただし，y_i は数値，または順序尺度によるデータとする．このとき，母集団の中央値 ξ がある値 ξ_0 に等しいかの検定をしよう．そのため，帰無仮説を

$$H_0 : \xi = \xi_0$$

とする.

まず，上記のデータに対して $x_i = y_i - \xi_0 \ (1 \leqq i \leqq n)$ を求める．こうして求めた $\{x_1, x_2, \cdots, x_n\}$ の中に 0 があればそれを除いて正の数と負の数の個数を数える．正の数が N_+ 個，負の数が N_- 個，計 N 個あったとしよう．また N_+, N_- の小さい方を $l \ (= \min\{N_+, N_-\})$ とする．このとき H_0 の棄却域は有意水準を α とすれば **表 9.1** のようになる.

表 9.1　**H_0 の棄却域**

対立仮説 H_1	検定統計量	H_0 の棄却域
$H_1 : \xi \neq \xi_0$	$p = \displaystyle\sum_{k=0}^{l} {}_N C_k (0.5)^N$	$p < \dfrac{\alpha}{2}$
$H_1 : \xi > \xi_0$	$p = \displaystyle\sum_{k=0}^{N_-} {}_N C_k (0.5)^N$	$p < \alpha$
$H_1 : \xi < \xi_0$	$p = \displaystyle\sum_{k=0}^{N_+} {}_N C_k (0.5)^N$	$p < \alpha$

【**例 9.1**】表 **9.2** は 10 人の患者にある治療をし，その効果を著効あり (= 3)，効果あり (= 2)，効果なし (= 1) の 3 段階で評価したものである．

表 **9.2**

被験者	1	2	3	4	5	6	7	8	9	10
観察結果	3	2	3	1	3	3	1	2	3	2

この治療方法は著効ありといえるか．これを有意水準 5% で検定せよ．

【**解**】この場合の中央値は 2 であるから，3 が非常に多ければ「著効あり」と判定できるが，その判定の限界が問題である．そこで帰無仮説および対立仮説を

$$H_0 : \xi = 2, \qquad H_1 : \xi > 2$$

とする．データ $\{3, 2, 3, 1, 3, 3, 1, 2, 3, 2\}$ の各数から 2 を引きその符号を調べると，$N_+ = 5, N_- = 2, N = 7$ である．対立仮説の形から検定統計量は

$$p = \sum_{k=0}^{N_-} {}_N C_k (0.5)^N = {}_7 C_0 (0.5)^7 + {}_7 C_1 (0.5)^7 + {}_7 C_2 (0.5)^7 = 0.2266$$

である．ここで $0.2266 > 0.05$ ゆえ，H_0 は棄却されない．すなわち，著効ありとはいえない．

■ 2 群の比較

2 処理群 A, B からのデータが対 (y_i, z_i) $(1 \leqq i \leqq n)$ で与えられている場合に，処理群 A, B の母集団の中央値を ξ_A, ξ_B として，ξ_A, ξ_B の比較をしよう．ただし，y_i, z_i はそれぞれ A, B の標本データである．帰無仮説を

$$H_0 : \xi_A = \xi_B$$

とする．この場合は，$x_i = y_i - z_i$ $(1 \leqq i \leqq n)$, $\xi = \xi_A - \xi_B$, $\xi_0 = 0$ として，上記の場合に帰着するとよい．

9.3 ウィルコクソンの符号つき順位和検定

前節の符号検定では，データがもつ情報の一部分しか活用していなかった．たとえば順位データの場合，データがある順位より上位か下位かだけに注目

し，順位そのものは利用していなかった．ここでは，数値または順序尺度で記述されるデータに対して，順序関係による検定を考えよう．

$\{x_1, x_2, \cdots, x_n\}$ は x_i が観測値，または例 9.1 のような順序数からなるデータとする．いま，処理効果（治療効果）がこのようなデータで与えられたとし，その平均または中央値を μ とする（分布が対称なら平均と中央値は一致）．このとき，μ がある値 μ_0 に等しいかの検定を考えるので，有意水準を α とし，帰無仮説 H_0 および対立仮説 H_1 は

（1）　$H_0 : \mu = \mu_0,$　　　$H_1 : \mu \neq \mu_0$

（2）　$H_0 : \mu = \mu_0,$　　　$H_1 : \mu > \mu_0$

（3）　$H_0 : \mu = \mu_0,$　　　$H_1 : \mu < \mu_0$

のいずれかとする．

この検定ではデータ $\{x_i\}$ から符号つき順位データ $\{t_i\}$ を求めて，ウィルコクソン（Wilcoxon）の順位和検定表で棄却域を求めるのだが，それを順に追ってみよう．

【第 1 段階】 データ $\{x_1, x_2, \cdots, x_n\}$ に対して $d_i' = x_i - \mu_0 \ (1 \leqq i \leqq n)$ とおき，この中に 0 があればそれを取り去り，残ったものを $(d_1, d_2, \cdots, d_m)$ とする．

【第 2 段階】 次に $|d_1|, |d_2|, \cdots, |d_m|$ を小さい方から順に大きい方へと並べたときの順位を求める．その際，もし同じ $|d|$ が $i, i+1, \cdots, i+k$ 番目まで現れたなら，この $|d|$ たちの順位は全て $i + k/2$ とする．このようにして求めた $|d_j|$ の順位を t_j' とする．次に，$t_j = \pm t_j'$ を d_j と同符号になるよう $\pm$ をつけて $(t_1, t_2, \cdots, t_m)$ を求める．これを **符号つきの順位** という．

【第 3 段階】 このようにして求めた符号つき順位に対して，正の順位の総和を T_+，負の順位の総和を $-T_-$（$T_- > 0$ に注意）とし T_+, T_- の小さい方を T と表す．

一方，有意水準 α と上記の m に対してウィルコクソンの符号つき順位和検定表から $T(\alpha/2, m)$ または $T(\alpha, m)$ を求める．このとき H_0 の棄却域は

対立仮説 H_1	検定統計量	H_0 の棄却域
$H_1 : \mu \neq \mu_0$	T	$T \leqq T(\frac{\alpha}{2}, m)$
$H_1 : \mu > \mu_0$	T_-	$T_- \leqq T(\alpha, m)$
$H_1 : \mu < \mu_0$	T_+	$T_+ \leqq T(\alpha, m)$

【例 9.2】データが $\{x_i\} = \{8, 4, 5, -2, 10, 12, -4, -3, 10, 3, 2, 1, -1, 7, 9\}$ のとき，母中央値が $\mu_0 = 3$ かをウィルコクソンの符号つき順位和で検定する．
$d_i = x_i - 3$ から 0 を取り去り，$\{|d_i|\}$, $\{t_i'\}$, $\{t_i\}$ を求めると

d_i	5	1	2	-5	7	9	-7	-6	7	-1	-2	-4	4	6
$\lvert d_i \rvert$	5	1	2	5	7	9	7	6	7	1	2	4	4	6
t_i'	7.5	1.5	3.5	7.5	12	14	12	9.5	12	1.5	3.5	5.5	5.5	9.5
t_i	7.5	1.5	3.5	-7.5	12	14	-12	-9.5	12	-1.5	-3.5	-5.5	5.5	9.5

したがって，$T_+ = 65.5$, $T_- = 39.5$, $T = 39.5$ となる．一方，巻末のウィルコクソンの符号つき順位和検定表によると，$T(0.025, 14) = 21$, $T(0.05, 14) = 25$ であるから，H_0 は対立仮説が (1),(2),(3) のいずれの場合も棄却されない．

■ 2 群の比較

2 つの処理効果について，データが対 (y_i, z_i) $(1 \leqq i \leqq n)$ で与えられている．y_i, z_i の処理効果の母平均を μ_Y, μ_Z とするとき

$$H_0 : \mu_Y = \mu_Z, \ H_1 : \mu_Y \neq \mu_Z$$

$$(H_0 : \mu_Y = \mu_Z, \ H_1 : \mu_Y < \mu_Z)$$

の検定をするには，$\mu = \mu_Y - \mu_Z$, $x_i = y_i - z_i$ $(1 \leqq i \leqq n)$, $\mu_0 = 0$ として，上の場合に帰着すればよい．

【例 9.3】表 9.3 は 10 人の被験者に時間をおいて 2 種類の処理をし，その効果を 1 から 5 までの数で評価したものである（数値の大きい方がより効果大とした）．処理 1 が処理 2 より効果が大きいといえるかを 5% の有意水準で検定せよ．

表 9.3

被験者	1	2	3	4	5	6	7	8	9	10
処理 1	5	4	2	5	5	4	5	5	1	5
処理 2	4	2	4	1	3	2	5	3	2	2

【解】処理 1，処理 2 の効果の平均をそれぞれ μ_1, μ_2 として帰無仮説

$$H_0 : \mu_1 = \mu_2, \qquad H_1 : \mu_1 > \mu_2$$

の検定をする. 処理 1，処理 2 のデータを対 (y_i, z_i) とみて $x_i = y_i - z_i$ とする（$(y_1, z_1) = (5, 4)$ など）. このとき, $\mu = \mu_Y - \mu_Z$ に対して $H_0 : \mu = 0, H_1 : \mu > 0$ の検定をすればよい.

表 9.3 を拡張して

被験者	1	2	3	4	5	6	7	8	9	10
処理 1	5	4	2	5	5	4	5	5	1	5
処理 2	4	2	4	1	3	2	5	3	2	2
x_i	1	2	−2	4	2	2	0	2	−1	3
$|x_i|$	1	2	2	4	2	2		2	1	3
順位	1.5	5	5	9	5	5		5	1.5	8
符号つき順位	1.5	5	−5	9	5	5		5	−1.5	8

したがって, $T_+ = 38.5, T_- = 6.5 = T$. 一方, ウィルコクソンの符号つき順位和検定表によれば, $n = 9, \alpha = 0.05$ のとき $T(0.05, 9) = 8 > 6.5 = T_-$ であるから H_0 は棄却. したがって, 処理 1 は処理 2 より効果大である.

【注意 9.1】この問題を符号検定で調べてみると, 上記の表の x_i の符号を調べればよい. 符号検定の所の記号を使えば, $N_+ = 7, N_- = 2, N = 9$ である. 対立仮説の形をみて, $p = ({}_9C_0 + {}_9C_1 + {}_9C_2)/2^9 = 0.09 > 0.05$ より, H_0 は棄却されない, という判定になる.

9.4　ウィルコクソンの順位和検定

前節のウィルコクソンの符号つき順位和検定では, 対応のある 2 つの母集団の中央値（平均値）を比較した. この節では, 対応のない 2 つの母集団から独立に標本（ここでは数値データとする）をとり, 母集団の中央値を比較検定しよう. もちろん, 母集団の分布型は不明であるとする（つまりノン

パラメトリック検定のひとつである). これに使われるのがウィルコクソン (Wilcoxon) の順位和検定 (マン・ホイットニー (Mann-Whitney) の U 検定と本質的に同じ) である. 本来, この検定は2つの母集団の分布が同じであるかを検定する方法であり, とくにこれらの母集団の分布の形がほぼ同じであるが, ただずれているだけといった場合に適用すれば, 中央値 (あるいは平均) の比較検定に利用できる. 以下, 母集団分布の形がほぼ同じ場合を扱うことにする.

2群 A, B の母中央値を M_A, M_B とし, 有意水準を α とする.

帰無仮説 $H_0 : M_A = M_B$

対立仮説 H_1 は

（1）「$M_A \neq M_B$」（両側検定）

（2）「$M_A < M_B$」（片側検定）

（3）「$M_A > M_B$」（片側検定）

を立てる.

A 群からとった標本の大きさを m, B 群からとった標本の大きさを n とする. ここでは便宜上, $m \leqq n$ としておく. この2つの標本を合併して得られるデータたちを小から大に並べて, 順位をつける (同順位が複数個あれば, それらに平均順位をつける). このとき A 群からのデータにつけられた順位を総和して W とする (順位和という). A 群からのデータと B 群からのデータは入り組んで並んでいるが, もし $M_A < M_B$ なら W の値は小さくなるであろうし, $M_A > M_B$ なら W の値は大きくなるであろう. そこで H_0 のもとで W のとる各値に対する確率を計算すれば, 検定ができる.

そこで, 確率 α に対して $P(W \leqq W_0) \leqq \alpha$ を満たす最大の $W_0 = W_\alpha(m, n)$ の値を表 (巻末の表を参照) にしておけば, 棄却域は

両側検定 (1) のとき $W \leqq W_{\alpha/2}(m, n)$ または $W_{1-\alpha/2}(m, n) \leqq W$

片側検定 (2) のとき $W \leqq W_\alpha(m, n)$

片側検定 (3) のとき $W_{1-\alpha}(m, n) \leqq W$

である. 巻末の表で, $\alpha = 0.025$, $\alpha = 0.05$ のとき, 小さな m, n に対応する

$W_\alpha(m, n)$ の値を見つけることができる．なお $W_{1-\alpha} = m(m+n+1) - W_\alpha$ の関係がある．さらに，m, n が大きければ，W は「平均 $m(m+n+1)/2$，分散 $V = mn(m+n+1)/12 - V_\varepsilon$ の正規分布」で近似されることがわかっているので，たとえば $\alpha = 0.05$ のときは H_0 の棄却域は，おおよそ

$$\left| W - \frac{m(m+n+1)}{2} \right| \geqq 1.96 \times \sqrt{V}$$

である．ここで，V_ε は小さな値で，無視しても大きくは変らない．

【例 9.4】 2 つの母集団 A, B からとられたそれぞれの標本が

$$\{29, 31, 38, 39, 43, 44, 45, 46, 48\}, \{12, 17, 17, 19, 29, 29, 33, 38, 41, 44, 45\}$$

であったとする．両母集団の中央値は等しいといえるか．有意水準 5% で検定せよ．

【解】 合併して小さい方から並べると（下線は A からの標本のデータ）

$$12, 17, 17, 19, \underline{29}, 29, 29, \underline{31}, 33, \underline{38}, 38, \underline{39}, 41, \underline{43}, \underline{44}, 44, \underline{45}, 45, \underline{46}, \underline{48}$$

となるので，A からの標本の順位和は

$$W = 6 + 8 + 10.5 + 12 + 14 + 15.5 + 17.5 + 19 + 20 = 122.5$$

である．一方，巻末の表から，$W_{0.025}(9, 11) = 68$（ゆえに $W_{0.975}(9, 11) = 121$）．ゆえに H_0 は棄却される．なお，上に述べた正規分布による近似を使えば，H_0 の棄却域は

$$|W - 94.5| \geqq 1.96 \times 13.16 = 25.8$$

であり，上の W はこの不等式を満たす．

【注意 9.2】 上記の V_ε について，両標本を併せたとき，同じ順位のものが k 組あって，各組の重複度が $t_1, t_2, \cdots, t_k$ のとき，

$$V_\varepsilon = \frac{mn}{12(m+n)(m+n-1)} \sum_{i=1}^{k} (t_i^3 - t_i)$$

である．

【注意 9.3】 マン・ホイットニーの U 検定での，U の値との関係は

$$U = mn + \frac{1}{2}m(m+1) - W$$

である．

第10章 生存時間

生存時間，生存率の推定は保険産業にとって非常に重要で，保険統計の主要なテーマであった．本章ではこの問題を臨床研究や薬効（毒性）評価との関わりで取り上げる．データの取り方，生存率曲線，カプラン・マイヤーの方法，生存時間の推定および生存率の比較などが主題となる．

10.1 カプラン・マイヤーの方法

たとえば，手術と薬物治療の治療効果を生存時間で比較することがある．ある治療方法の効果をみるため，治療群とプラセボ群の生存率で比較することもある．ここでは生存時間，生存率について考えよう．

生存率についてはカプラン・マイヤー (Kaplan–Meier) の方法が基礎になる．これは別名 Product limit 法ともよばれるが，これはたとえば

$$P(\text{今から 3 年間生存}) = P(\text{今から 1 年間生存})$$
$$\times P(\text{2 年目の始めから 1 年間生存})$$
$$\times P(\text{3 年目の始めから 1 年間生存})$$

という考えに基づいている．ここで $P(\text{事象})$ は事象の起こる確率である．

■ データの求め方

まず生存時間の単位だが，通常は日，週，月，年などを採用する．たとえば，観測開始からちょうど t 日目（t 週目，t 月目）に死亡のときは「**時刻 t で死亡**」という．ただし，t 日目のどの瞬間かについては目的に応じて決める．

　観測開始時は動物実験なら通常処理開始時をとる．臨床試験では被験者が臨床試験に参加した時点をとるが，被験者ごと別になることが多い．たとえば，被験者が最初の診断を受けた時点，患者として手術が完了した時点，ある治療を開始した時点，1 回目の心臓発作を起こした時点，などである．

　動物実験では，個々の動物について処理開始時から死亡時までの時間を t_i としてデータとすればよい．臨床試験の場合はもう少し複雑になる．被験者の試験参加時点がばらつき，かつ被験者を観察し続けていくと次のような場合が現れる．

（1）　被験者は時刻 t で死亡した．

（2）　被験者は時刻 t まで生存していたが，このあと追跡不可能となった．

（3）　被験者は時刻 t まで生存していたが，ここで観測（研究）を終了した．

　このうちの (2) は病状の変化で試験の続行が不可能になったり，他の病院に移ったり，行方不明になった場合などを想定している．

　(1) の場合，データは $(t,1)$ とする．t は死亡時刻を表し，1 は「死亡」の意である．

　(2), (3) の場合，データは $(t,0)$ とする．t は生存を確認できた最後の時刻を表し，0 は「追跡不能」または「研究終了」の意である．

　このようにして求めたデータを，一般に (t_i, δ_i) $(\delta_i = 1, 0)$ と表すことにする．たとえば，$\{(1,1), (3,1), (3,0), (3,1)\}$ などである．

【注意 10.1】 (2) と (3) の場合を**センサーリング** または **打ち切り** という．センサーは 英語の "censor" をそのまま発音したもので追跡不可能，打ち切り，脱落，研究中止を意味している．

【注意 10.2】 上のデータ (t_i, δ_i) は死亡かセンサーリングだけを記述していて，死因その他の情報は一切考慮しなかった．

　しかしたとえば，肺ガンに対する治療効果を生存率で比較するような場合は死因が肺ガンか否かを区別しなければならない．このような場合どうしたらよいだろうか．通常は考えている疾患と死因が無縁ならば，考慮外の死因ゆえデータ (t, δ) はセンサーリングとみなし $\delta = 0$ とする．しかし，死因がこの疾患と無縁でなく交錯しているときは，さらに別の考察が必要である．

■ 生存率曲線と生存率の推定

先にデータの求め方について述べたが，もとの母集団の時刻 t における母生存率を $S(t)$ と表そう．たとえば，心臓発作を起こした患者母集団の時刻 t での生存率を $S(t)$ とするなどである（t は1回目の発作からの経過時間）．このとき

$$t \to S(t)$$

のグラフを**母生存率曲線**という．

さて，r 人の被験者からデータ (t_i', δ_i') $(1 \leqq i \leqq r)$ を得たとする．(t_i', δ_i') $(\delta_i' = 1, 0)$ は第 i 被験者のデータである．このデータから時刻 t における母生存率 $S(t)$ を推定しよう．

まず，データ $\{(t_i', \delta_i') : 1 \leqq i \leqq r\}$ からとった $t_1', t_2', \cdots, t_r'$ には同じ値のものがあるから，そのうちの相異なる数を小さい方から順に並べて $t_1 < t_2 < \cdots < t_k$ $(k \leqq r)$ とする．

次に，データから時刻 t_i における死亡者数を数えてそれを d_i とする．同様に時刻 t_i の直前まで生存していた人数を数えてそれを n_i とする．こうして求めた t_i, d_i, n_i $(1 \leqq i \leqq k)$ から**表 10.1** を作る．

表 10.1

死亡時間	t_1	t_2	$\cdots$	t_k
死亡者数	d_1	d_2	$\cdots$	d_k
直前の生存者数	n_1	n_2	$\cdots$	n_k

さて，時刻 t における母生存率 $S(t)$ の推定値を $\hat{S}(t)$ とする．この t に対して $t_i \leqq t$ となる一番大きい i を求め，それを j とすると

$$\hat{S}(t) = \left(1 - \frac{d_1}{n_1}\right) \times \left(1 - \frac{d_2}{n_2}\right) \times \cdots \times \left(1 - \frac{d_j}{n_j}\right) \qquad (t_j \leqq t < t_{j+1}) \quad (10.1)$$

となる．これが**カプラン・マイヤーの推定**である．

表 10.1 より，$t < t_1$ までは死亡者がいないので，この期間の生存率は1である．t_1 で n_1 人中 d_1 人が死亡しているので，時刻が $t_1 \leqq t < t_2$ までの生存率は $1 - d_1/n_1$ である．同様に，時刻 $t_2 \leqq t < t_3$ までの生存率はこの章の

最初に述べた理由から $(1 - d_1/n_1)(1 - d_2/n_2)$ である. 生存率は t_i を越えるとき, $d_i \neq 0$ なら変わるが $d_i = 0$ なら変わらない. たとえば, 時刻 t_i でセンサーリングのみ観測し死亡者がない場合, 生存率はここで変わらない. このようにして作られた $\hat{S}(t)$ を**累積生存率**という. この $\hat{S}(t)$ のグラフを**生存率曲線**という.

この $\hat{S}(t)$ の標準誤差 SE は

$$SE = \hat{S}(t) \times \sqrt{\sum_{i=1}^{j} \frac{d_i}{n_i(n_i - d_i)}} \qquad (t_j \leqq t < t_{j+1}) \qquad (10.2)$$

となる. たとえば, 母生存率 $S(t)$ の 95% 信頼区間は

$$S(t) = \hat{S}(t) \pm 1.96 \times SE$$

である.

【例 10.1】　下のデータは, 10 人の患者にある治療を続けたときの生存時間（単位は月）である.

$$(65, 1), (13, 0), (37, 1), (3, 1), (43, 0), (7, 1), (46, 1), (32, 0), (72, 0), (49, 1)$$

このデータから生存率曲線を求めよ. また, 40ヶ月後の母生存率を推定せよ.

【解】　データに表れる生存時間 t_i を小さい方から並べると

$$3 < 7 < 13 < 32 < 37 < 43 < 46 < 49 < 65 < 72$$

これらの t_i に対する d_i, n_i を求めて, **表 10.2** の 3 行目までを記入する. 4 行目については

$$\hat{S}(t_1) = \hat{S}(3) = 1 - \frac{1}{10} = 0.9, \quad \hat{S}(t_2) = \hat{S}(7) = \left(1 - \frac{1}{10}\right)\left(1 - \frac{1}{9}\right) = 0.8,$$

$$\hat{S}(t_3) = \hat{S}(13) = \left(1 - \frac{1}{10}\right)\left(1 - \frac{1}{9}\right)\left(1 - \frac{0}{8}\right) = 0.8, \cdots$$

というようにして, これを続行して求める.

表 10.2

生存時間 t_i (月)	3	7	13	32	37	43	46	49	65	72
d_i	1	1	0	0	1	0	1	1	1	0
n_i	10	9	8	7	6	5	4	3	2	1
累積生存率	0.90	0.80	0.80	0.80	0.67	0.67	0.50	0.33	0.17	0.17

　この表からたとえば，$49 \sim 65$ ヶ月間の生存率は 0.33 であることがわかる．40ヶ月後の生存率はこの表で区間 $37 \sim 43$ の生存率となるから $\hat{S}(40) = 0.67$ を得る．
　標準誤差 SE は，(10.2) 式を使い

$$\sqrt{\sum_{j=1}^{5} \frac{d_j}{n_j(n_j - d_j)}} = \sqrt{\frac{1}{10 \cdot 9} + \frac{1}{9 \cdot 8} + \frac{1}{6 \cdot 5}} = 0.242, \quad SE = 0.161$$

　したがって，40 ヶ月後の生存率の 95% 信頼区間は

$$S(40) = \hat{S}(40) \pm 1.96 \times SE = 0.67 \pm 0.32$$

より，$0.35 \sim 0.99$ となる．また，表 10.1 よりこのときの生存率曲線は**図 10.1** のようになる．

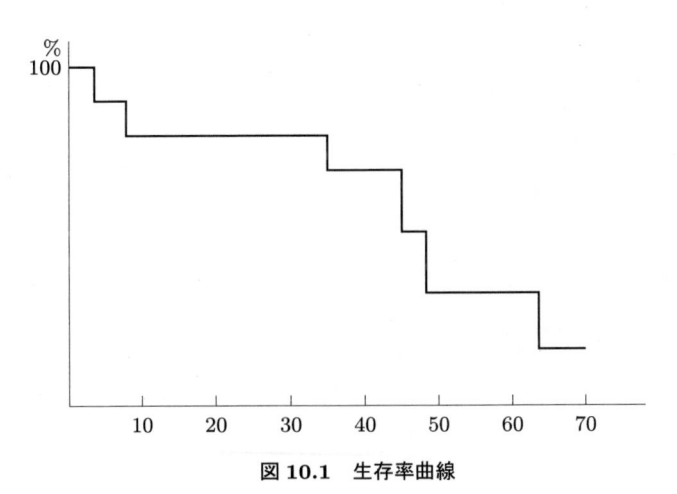

図 10.1　生存率曲線

10.2　2 群の生存率の比較　―マンテル・ヘンツェルの方法 ―

　ここでは 2 群の生存率に有意差があるかの検定を考えよう．たとえば，ある治療薬の効果をプラセボと生存率で比較する，手術と薬物治療の治療効果を生存率で比較するなどの場合である．

　2 群の時刻 t における母生存率を $S(t), S'(t)$ とする．帰無仮説および対立仮説を

$$H_0 : S(t) = S'(t), \qquad H_1 : S(t) > S'(t)$$

として，これを有意水準 α で検定しよう．この検定はまず，母生存率が同じという仮定から期待度数が決まるので，観測度数が期待度数からどれだけ離れているかで判定する．そのため χ^2 分布を使う．

　まず，2 群のデータを求める．次に，2 群の観測時刻を合併してそれを $t_1 < t_2 < \cdots < t_k$ と並べる．その上で第 1 群と第 2 群について，時刻 t_i における死亡者数と直前までの生存者数 $d_i, n_i, d'_i, n'_i \ (1 \leq i \leq k)$ を求め（表 10.1 にならって）**表 10.3** を作る．

表 10.3　　2 群の観測データ

観測時	t_1	t_2	$\cdots$	t_k
第 1 群死亡者	d_1	d_2	$\cdots$	d_k
第 1 群直前生存者	n_1	n_2	$\cdots$	n_k
第 2 群死亡者	d'_1	d'_2	$\cdots$	d'_k
第 2 群直前生存者	n'_1	n'_2	$\cdots$	n'_k

　次の**表 10.4** は，この表から求めた，時刻 t_i における死亡者数と生存者数の 2 × 2 分割表である．

表 10.4　　t_i における死亡者数と生存者数

	第 1 群	第 2 群	合計
死亡者数	d_i	d'_i	$d_i + d'_i$
生存者数	$n_i - d_i$	$n'_i - d'_i$	$n_i + n'_i - d_i - d'_i$
合計	n_i	n'_i	$n_i + n'_i$

そこで，各 i について

$$e_i = \frac{n_i(d_i + d_i')}{n_i + n_i'} \tag{10.3}$$

$$v_i = \frac{n_i n_i'(d_i + d_i')(n_i + n_i' - d_i - d_i')}{(n_i + n_i')^2 (n_i + n_i' - 1)} \tag{10.4}$$

$$= \frac{e_i n_i'(n_i + n_i' - d_i - d_i')}{(n_i + n_i')(n_i + n_i' - 1)}$$

を求める．e_i は表 10.4 の左上 d_i に対応する期待度数である．このとき，検定統計量は

$$\chi^2_{MH} = \frac{(\sum_{i=1}^{k} d_i - \sum_{i=1}^{k} e_i)^2}{\sum_{i=1}^{k} v_i} \tag{10.5}$$

となり，これは H_0 の下で，自由度 1 の χ^2 分布に従う．この χ^2_{MH} を **マンテル・ヘンツェル**（Mantel-Haenszel）**の検定統計量**という．

たとえば，有意水準が 5% とすれば $\chi^2_{0.95}(1) = 3.84$ であるから，H_0 の棄却域は $\chi^2_{MH} > 3.84$ となる．

【**例 10.2**】各 100 匹ずつからなるマウスを 2 群用意し，薬物 A, B を第 1 群および第 2 群にそれぞれ投与したところ，生存時間について**表 10.5** のデータを得た．A 投与群の生存率が，B 投与群の生存率より高いかを有意水準10%で検定せよ．この表で t_i は月単位の観測時刻，d_i, n_i は時刻 t_i における死亡数および直前の生存数である．

表 10.5

	A 群							
t_i	3	6	9	12	15	18	21	24
d_i	11	5	0	2	5	0	3	0
n_i	100	89	84	84	82	77	77	74

	B 群							
t_i	3	6	9	12	15	18	21	24
d_i'	6	16	18	18	14	4	5	2
n_i'	100	94	78	60	42	28	24	19

【解】 A 投与群，B 投与群の時刻 t における母生存率をそれぞれ $S_A(t), S_B(t)$ として，上のデータから帰無仮説および対立仮説

$$H_0 : S_A(t) = S_B(t), \qquad H_1 : S_A(t) > S_B(t)$$

の検定をしよう．

この表から e_i, v_i を求めて，**表 10.6** が得られる．

表 10.6

t_i	3	6	9	12	15	18	21	24
e_i	8.50	10.21	9.33	11.67	12.56	2.93	6.10	1.59
v_i	3.91	4.67	4.02	4.22	3.63	0.76	1.35	0.32

したがって

$$\sum_i d_i = 26, \qquad \sum_i e_i = 62.9, \qquad \sum_i v_i = 22.9$$

$$\chi^2_{MH} = \frac{(26 - 62.9)^2}{22.9} = 59.5$$

一方，$\chi^2_{0.9}(1) = 2.706$ より H_0 は棄却される．χ^2_{MH} と $\chi^2_{0.9}(1)$ の違いからわかるように，A 群の生存率は B 群の生存率より非常に高いことがわかる．

A, B 群の累積生存率から，その生存曲線を描くと**図 10.2** のようになる．

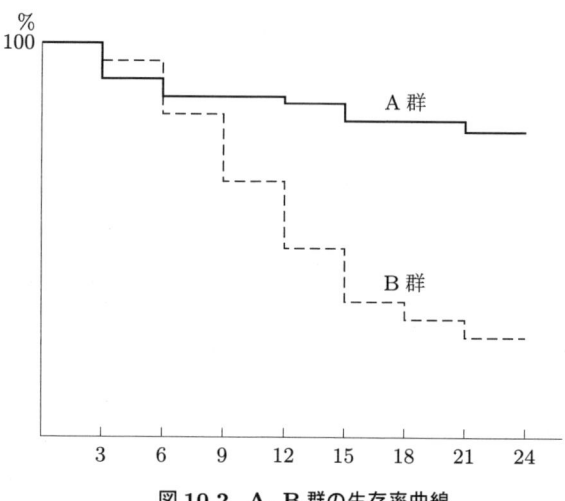

図 10.2　A, B 群の生存率曲線

【例 10.3】2 群の生存時間データ（月単位）が

A 群: $(1,1),(1,1),(2,1),(3,0),(12,1)$,　B 群: $(3,1),(4,0),(5,1),(6,1),(9,1)$

のとき，2 群の生存率曲線を求め，生存率を比較してみよう．

生存率曲線は**表 10.7**より，**図 10.3**のようになる．

表 10.7

群	A 群				B 群				
生存時間	1	2	3	12	3	4	5	6	9
死亡者数	2	1	0_+	1	1	0_+	1	1	1
直前生存者数	5	3	2	1	5	4	3	2	1
生存率	0.6	0.4	0.4	0	0.8	0.8	0.533	0.267	0

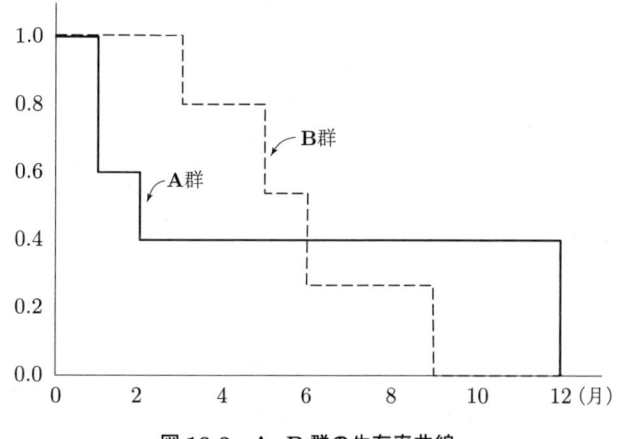

図 10.3　A, B 群の生存率曲線

　A，B 群を 2 つの治療とすれば，B 群の治療効果は始めから終わりまで一定なのに A 群では最初多数の死亡者を出し，それに耐えた患者には治療効果があることを表している．そこで，今度は 2 つの治療効果を比較してみよう．

　t_i を共通の観測時間とし，A 群と B 群の時刻 t_i での死亡数，直前生存数をそれぞれ d_i, n_i および d'_i, n'_i とすれば，**表 10.8**を得る．

ここで，0_+ は追跡不能の意である．したがって

$$\sum_i d_i = 4, \quad \sum_i e_i = 3.744, \quad \sum_i v_i = 1.542$$

表 10.8

t_i	1	2	3	4	5	6	9	12
d_i	2	1	0_+	0	0	0	0	1
n_i	5	3	2	1	1	1	1	1
d_i'	0	0	1	0_+	1	1	1	0
n_i'	5	5	5	4	3	2	1	0
$d_i + d_i'$	2	1	1	0_+	0_+	1	1	1
$n_i + n_i'$	10	8	7	5	4	3	2	1
e_i	1	0.375	0.286	0	0.250	0.333	0.500	1
v_i	0.444	0.234	0.204	0	0.188	0.222	0.250	0

よって，$\chi^2_{MH} = 0.256^2/1.542 = 0.043 < 3.84 = \chi^2_{0.95}(1)$ より，この場合，生存率に違いはない．

解　答

問 3.1　$N(10.3, 11)$ と $N(10.3, 31)$ の正規曲線は共通の対称軸をもつが，形は後者の分散が大きいので裾は広がっている．$N(120, 23)$ と $N(100, 23)$ の正規曲線は分散が同じなので形は同じ，後者は前者を -20 だけ平行移動したものになっている．

問 3.2　この母集団から 1 人とり，その IQ を X とすれば $X \sim N(100, 30)$．したがって，$P(X > 110) = P(Z > (110 - 100)/\sqrt{30}) = P(Z > 1.83) = 1 - P(Z < 1.83) = 1 - 0.9664 = 0.033$．約 3%．

問 3.3　母標準偏差を σ とすれば，中心極限定理により $0.25 = s^2 = \sigma^2/n = \sigma^2/16$．よって σ は約 2．

問 4.1　確率 90% より確率 99% の方が大きいから，母平均 μ の入る区間はより広くなければならない．

問 4.2　μ の信頼区間の幅は $2 \times t_{0.975}(n-1) \times s/\sqrt{n}$．$s$ は定数，t は n に大きく影響されないから，幅を $1/3$, $1/5$ にするには標本数 n をほぼ 9 倍，25 倍するとよい．

問 5.1　α は抗生物質の「治癒率が 80% であるとき，80% でないと判定する確率」．$1 - \beta$ は「治癒率が 80% でないとき，80% でないと判定する確率」．

問 5.2　(1) $H_0 : \mu = 350$, $H_1 : \mu \neq 350$ で H_0 が真でないとき，棄却しない過ちゆえ，第 2 種の過誤．(2) H_0：「喫煙と肺ガンは無関係」，H_1：「喫煙と肺ガンは関係あり」で，H_0 が真でないとき，棄却しない過ちゆえ，第 2 種の過誤．(3) H_0：「標本分布は正規分布である」，H_1：「標本分布は正規分布でない」で，H_0 が真のとき，棄却する過ちゆえ，第 1 種の過誤．

付録　諸　表

標準正規分布表（1）

密度関数 $f(x) = \dfrac{1}{\sqrt{2\pi}} \exp\left(-\dfrac{x^2}{2}\right)$

確率 $P(x < z) = \displaystyle\int_{-\infty}^{z} f(x)\,dx$

この表は各 $z \geqq 0$ に対する確率 $P(x < z) = \alpha$ を与える.

また，分布は $x = 0$ について対称である.

　〈例〉 $z = 1.23$ のとき,

　　左の列 1.2 と上の行 .03 との交差 $\alpha = 0.8907$ を読む.

　〈例〉 $z = -1.23$ のとき,

　　$P(x < -1.23) = 1 - P(x < 1.23) = 1 - 0.8907 = 0.1093$ を得る.

標準正規分布表（2）

密度関数 $f(x) = \dfrac{1}{\sqrt{2\pi}} \exp\left(-\dfrac{x^2}{2}\right)$

確率 $P(x < z) = \displaystyle\int_{\infty}^{z} f(x)\,dx$

この表は，各 α $(0 \leqq \alpha < 1,\ 0.05$ 刻み$)$ に対して,

$P(x < z) = \alpha$ をみたす $z(= z_\alpha)$ を与える.

　〈例〉 $\alpha = 0.765$ のとき,

　　左の列 0.7 と上の行 65 との交差 0.722 を読む.

t 分布表

密度関数 $f(x) = \dfrac{\Gamma(\frac{\nu+1}{2})}{\Gamma(\frac{\nu}{2})\sqrt{\nu\pi}} \left(1 + \dfrac{x^2}{\nu}\right)^{-(\nu+1)/2}$

確率 $P(x < t) = \displaystyle\int_{-\infty}^{t} f(x)\,dx$

この表は，自由度 ν で，確率が

　　$P(x < t) = 0.750, 0.900, 0.950, 0.975, 0.990, 0.995, 0.999, 0.9995$

に対する t の値を与える. また，分布は $x = 0$ について対称である.

自由度が大きくなると，正規分布に近づく．

〈例〉自由度が 5 で，確率が 0.975 に対する t の値は，
左の列 5 と上の行 0.975 との交差 2.571 を読む．

χ^2 分布表

密度関数 $f(x) = \dfrac{1}{2^{\nu/2}\Gamma(\nu/2)} x^{\nu/2-1} \exp(-\dfrac{1}{2}x)$

確率 $P(x < u) = \displaystyle\int_0^u f(x)\,dx$

この表は，自由度 ν で，確率 $P(x < u) = \alpha$ が

$0.005, 0.010, 0.025, 0.050, 0.100, 0.900, 0.950, 0.975, 0.990, 0.995$

に対する $u\ (= \chi^2_\nu(\alpha))$ の値を与える．

また，密度関数のグラフは $\nu = 1$，$\nu = 2$，$\nu \geqq 3$ で形が異なる．

〈例〉自由度 $\nu = 3$ で確率が 0.990 に対する $\chi^2_{0.990}(3)$ の値は，
左の列 3 と上の行 .990 の交差 11.34 である．

F 分布表

密度関数 $f_{\nu_1, \nu_2}(x) = \dfrac{(\nu_1/\nu_2)^{\nu_1/2}}{B(\nu_1/2, \nu_2/2)} \dfrac{x^{\nu_1/2-1}}{(1 + \nu_1 x/\nu_2)^{(\nu_1+\nu_2)/2}}$

$$\begin{aligned}
\text{確率 } P(x < z) &= \int_0^z f_{\nu_1, \nu_2}(x)\,dx \\
&= \frac{1}{B(\nu_1/2,\ \nu_2/2)} \int_0^{\nu_1 z/(\nu_1 z + \nu_2)} x^{\nu_1/2-1}(1-x)^{\nu_2/2-1}\,dx
\end{aligned}$$

ただし，B はベータ関数である．

この表 $(\alpha = 0.95, 0.99)$ は，各自由度 ν_1，ν_2 に対して，
$P(x < z) = \alpha$ をみたす $z(= F_\alpha(\nu_1, \nu_2))$ を与える．

〈例〉$\alpha = 0.95$ で，自由度が $\nu_1 = 5$，$\nu_2 = 10$ のとき，
$\alpha = 0.95$ の F 分布表を用いて，
上の行 (ν_1 の値) の 5 と左の列 (ν_2 の値) の 10 との交差 3.33 を読む．

正規分布表（1）

	.00	.01	.02	.03	.04	.05	.06	.07	.08	.09
0.0	.5000	.5040	.5080	.5120	.5160	.5199	.5239	.5279	.5319	.5359
0.1	.5398	.5438	.5478	.5517	.5557	.5596	.5636	.5675	.5714	.5753
0.2	.5793	.5832	.5871	.5910	.5948	.5987	.6026	.6064	.6103	.6141
0.3	.6179	.6217	.6255	.6293	.6331	.6368	.6406	.6443	.6480	.6517
0.4	.6554	.6591	.6628	.6664	.6700	.6736	.6772	.6808	.6844	.6879
0.5	.6915	.6950	.6985	.7019	.7054	.7088	.7123	.7157	.7190	.7224
0.6	.7257	.7291	.7324	.7357	.7389	.7422	.7454	.7486	.7517	.7549
0.7	.7580	.7611	.7642	.7673	.7704	.7734	.7764	.7794	.7823	.7852
0.8	.7881	.7910	.7939	.7967	.7995	.8023	.8051	.8078	.8106	.8133
0.9	.8159	.8186	.8212	.8238	.8264	.8289	.8315	.8340	.8365	.8389
1.0	.8413	.8438	.8461	.8485	.8508	.8531	.8554	.8577	.8599	.8621
1.1	.8643	.8665	.8686	.8708	.8729	.8749	.8770	.8790	.8810	.8830
1.2	.8849	.8869	.8888	.8907	.8925	.8944	.8962	.8980	.8997	.9015
1.3	.9032	.9049	.9066	.9082	.9099	.9115	.9131	.9147	.9162	.9177
1.4	.9192	.9207	.9222	.9236	.9251	.9265	.9279	.9292	.9306	.9319
1.5	.9332	.9345	.9357	.9370	.9382	.9394	.9406	.9418	.9429	.9441
1.6	.9452	.9463	.9474	.9484	.9495	.9505	.9515	.9525	.9535	.9545
1.7	.9554	.9564	.9573	.9582	.9591	.9599	.9608	.9616	.9625	.9633
1.8	.9641	.9649	.9656	.9664	.9671	.9678	.9686	.9693	.9699	.9706
1.9	.9713	.9719	.9726	.9732	.9738	.9744	.9750	.9756	.9761	.9767
2.0	.9772	.9778	.9783	.9788	.9793	.9798	.9803	.9808	.9812	.9817
2.1	.9821	.9826	.9830	.9834	.9838	.9842	.9846	.9850	.9854	.9857
2.2	.9861	.9864	.9868	.9871	.9875	.9878	.9881	.9884	.9887	.9890
2.3	.9893	.9896	.9898	.9901	.9904	.9906	.9909	.9911	.9913	.9916
2.4	.9918	.9920	.9922	.9925	.9927	.9929	.9931	.9932	.9934	.9936
2.5	.9938	.9940	.9941	.9943	.9945	.9946	.9948	.9949	.9951	.9952
2.6	.9953	.9955	.9956	.9957	.9959	.9960	.9961	.9962	.9963	.9964
2.7	.9965	.9966	.9967	.9968	.9969	.9970	.9971	.9972	.9973	.9974
2.8	.9974	.9975	.9976	.9977	.9977	.9978	.9979	.9979	.9980	.9981
2.9	.9981	.9982	.9982	.9983	.9984	.9984	.9985	.9985	.9986	.9986
3.0	.9987	.9987	.9987	.9988	.9988	.9989	.9989	.9989	.9990	.9990
3.1	.9990	.9991	.9991	.9991	.9992	.9992	.9992	.9992	.9993	.9993
3.2	.9993	.9993	.9994	.9994	.9994	.9994	.9994	.9995	.9995	.9995
3.3	.9995	.9995	.9995	.9996	.9996	.9996	.9996	.9996	.9996	.9997
3.4	.9997	.9997	.9997	.9997	.9997	.9997	.9997	.9997	.9997	.9998
3.5	.9998	.9998	.9998	.9998	.9998	.9998	.9998	.9998	.9998	.9998
3.6	.9998	.9998	.9999	.9999	.9999	.9999	.9999	.9999	.9999	.9999
3.7	.9999	.9999	.9999	.9999	.9999	.9999	.9999	.9999	.9999	.9999
3.8	.9999	.9999	.9999	.9999	.9999	.9999	.9999	.9999	.9999	.9999
3.9	1.0000	1.0000	1.0000	1.0000	1.0000	1.0000	1.0000	1.0000	1.0000	1.0000

正規分布表 (2)

	0	5	10	15	20	25	30	35	40	45
	50	55	60	65	70	75	80	85	90	95
0.0	−4.000	−2.576	−2.326	−2.170	−2.054	−1.960	−1.881	−1.812	−1.751	−1.695
	−1.645	−1.598	−1.555	−1.514	−1.476	−1.440	−1.405	−1.372	−1.341	−1.311
0.1	−1.282	−1.254	−1.227	−1.200	−1.175	−1.150	−1.126	−1.103	−1.080	−1.058
	−1.036	−1.015	−0.994	−0.974	−0.954	−0.935	−0.915	−0.896	−0.878	−0.860
0.2	−0.842	−0.824	−0.806	−0.789	−0.772	−0.755	−0.739	−0.722	−0.706	−0.690
	−0.674	−0.659	−0.643	−0.628	−0.613	−0.598	−0.583	−0.568	−0.553	−0.539
0.3	−0.524	−0.510	−0.496	−0.482	−0.468	−0.454	−0.440	−0.426	−0.412	−0.399
	−0.385	−0.372	−0.358	−0.345	−0.332	−0.319	−0.305	−0.292	−0.279	−0.266
0.4	−0.253	−0.240	−0.228	−0.215	−0.202	−0.189	−0.176	−0.164	−0.151	−0.138
	−0.126	−0.113	−0.100	−0.088	−0.075	−0.063	−0.050	−0.038	−0.025	−0.013
0.5	0.000	0.013	0.025	0.038	0.050	0.063	0.075	0.088	0.100	0.113
	0.126	0.138	0.151	0.164	0.176	0.189	0.202	0.215	0.228	0.240
0.6	0.253	0.266	0.279	0.292	0.305	0.319	0.332	0.345	0.358	0.372
	0.385	0.399	0.412	0.426	0.440	0.454	0.468	0.482	0.496	0.510
0.7	0.524	0.539	0.553	0.568	0.583	0.598	0.613	0.628	0.643	0.659
	0.674	0.690	0.706	0.722	0.739	0.755	0.772	0.789	0.806	0.824
0.8	0.842	0.860	0.878	0.896	0.915	0.935	0.954	0.974	0.994	1.015
	1.036	1.058	1.080	1.103	1.126	1.150	1.175	1.200	1.227	1.254
0.9	1.282	1.311	1.341	1.372	1.405	1.440	1.476	1.514	1.555	1.598
	1.645	1.695	1.751	1.812	1.881	1.960	2.054	2.170	2.326	2.576

t 分布表

	0.750	0.900	0.950	0.975	0.990	0.995	0.999	0.9995
1	1.000	3.078	6.314	12.71	31.82	63.66	318.3	636.6
2	0.816	1.886	2.920	4.303	6.965	9.925	22.33	31.60
3	0.765	1.638	2.353	3.182	4.541	5.841	10.22	12.92
4	0.741	1.533	2.132	2.776	3.747	4.604	7.173	8.610
5	0.727	1.476	2.015	2.571	3.365	4.032	5.893	6.869
6	0.718	1.440	1.943	2.447	3.143	3.707	5.208	5.959
7	0.711	1.415	1.895	2.365	2.998	3.499	4.785	5.408
8	0.706	1.397	1.860	2.306	2.896	3.355	4.501	5.041
9	0.703	1.383	1.833	2.262	2.821	3.250	4.297	4.781
10	0.700	1.372	1.812	2.228	2.764	3.169	4.144	4.587
11	0.697	1.363	1.796	2.201	2.718	3.106	4.025	4.437
12	0.695	1.356	1.782	2.179	2.681	3.055	3.930	4.318
13	0.694	1.350	1.771	2.160	2.650	3.012	3.852	4.221
14	0.692	1.345	1.761	2.145	2.624	2.977	3.787	4.140
15	0.691	1.341	1.753	2.131	2.602	2.947	3.733	4.073
16	0.690	1.337	1.746	2.120	2.583	2.921	3.686	4.015
17	0.689	1.333	1.740	2.110	2.567	2.898	3.646	3.965
18	0.688	1.330	1.734	2.101	2.552	2.878	3.610	3.922
19	0.688	1.328	1.729	2.093	2.539	2.861	3.579	3.883
20	0.687	1.325	1.725	2.086	2.528	2.845	3.552	3.850
21	0.686	1.323	1.721	2.080	2.518	2.831	3.527	3.819
22	0.686	1.321	1.717	2.074	2.508	2.819	3.505	3.792
23	0.685	1.319	1.714	2.069	2.500	2.807	3.485	3.768
24	0.685	1.318	1.711	2.064	2.492	2.797	3.467	3.745
25	0.684	1.316	1.708	2.060	2.485	2.787	3.450	3.725
26	0.684	1.315	1.706	2.056	2.479	2.779	3.435	3.707
27	0.684	1.314	1.703	2.052	2.473	2.771	3.421	3.690
28	0.683	1.313	1.701	2.048	2.467	2.763	3.408	3.674
29	0.683	1.311	1.699	2.045	2.462	2.756	3.396	3.659
30	0.683	1.310	1.697	2.042	2.457	2.750	3.385	3.646
32	0.682	1.309	1.694	2.037	2.449	2.738	3.365	3.622
34	0.682	1.307	1.691	2.032	2.441	2.728	3.348	3.601
36	0.681	1.306	1.688	2.028	2.434	2.719	3.333	3.582
38	0.681	1.304	1.686	2.024	2.429	2.712	3.319	3.566
40	0.681	1.303	1.684	2.021	2.423	2.704	3.307	3.551
45	0.680	1.301	1.679	2.014	2.412	2.690	3.281	3.520
50	0.679	1.299	1.676	2.009	2.403	2.678	3.261	3.496
55	0.679	1.297	1.673	2.004	2.396	2.668	3.245	3.476
60	0.679	1.296	1.671	2.000	2.390	2.660	3.232	3.460
65	0.678	1.295	1.669	1.997	2.385	2.654	3.220	3.447
70	0.678	1.294	1.667	1.994	2.381	2.648	3.211	3.435
75	0.678	1.293	1.665	1.992	2.377	2.643	3.202	3.425
80	0.678	1.292	1.664	1.990	2.374	2.639	3.195	3.416
90	0.677	1.291	1.662	1.987	2.368	2.632	3.183	3.402
100	0.677	1.290	1.660	1.984	2.364	2.626	3.174	3.390
∞	0.674	1.282	1.645	1.960	2.326	2.576	3.090	3.291

χ^2 分布表

	0.005	0.010	0.025	0.050	0.100	0.900	0.950	0.975	0.990	0.995
1	0.0000	0.0002	0.0010	0.0039	0.0158	2.706	3.841	5.024	6.635	7.879
2	0.0100	0.0201	0.0506	0.1026	0.2107	4.605	5.991	7.378	9.210	10.60
3	0.0717	0.1148	0.2158	0.3518	0.5844	6.251	7.815	9.348	11.34	12.84
4	0.2070	0.2971	0.4844	0.7107	1.064	7.779	9.488	11.14	13.28	14.86
5	0.4117	0.5543	0.8312	1.145	1.610	9.236	11.07	12.83	15.09	16.75
6	0.6757	0.8721	1.237	1.635	2.204	10.64	12.59	14.45	16.81	18.55
7	0.9893	1.239	1.690	2.167	2.833	12.02	14.07	16.01	18.48	20.28
8	1.344	1.646	2.180	2.733	3.490	13.36	15.51	17.53	20.09	21.95
9	1.735	2.088	2.700	3.325	4.168	14.68	16.92	19.02	21.67	23.59
10	2.156	2.558	3.247	3.940	4.865	15.99	18.31	20.48	23.21	25.19
11	2.603	3.053	3.816	4.575	5.578	17.28	19.68	21.92	24.72	26.76
12	3.074	3.571	4.404	5.226	6.304	18.55	21.03	23.34	26.22	28.30
13	3.565	4.107	5.009	5.892	7.042	19.81	22.36	24.74	27.69	29.82
14	4.075	4.660	5.629	6.571	7.790	21.06	23.68	26.12	29.14	31.32
15	4.601	5.229	6.262	7.261	8.547	22.31	25.00	27.49	30.58	32.80
16	5.142	5.812	6.908	7.962	9.312	23.54	26.30	28.85	32.00	34.27
17	5.697	6.408	7.564	8.672	10.09	24.77	27.59	30.19	33.41	35.72
18	6.265	7.015	8.231	9.390	10.86	25.99	28.87	31.53	34.81	37.16
19	6.844	7.633	8.907	10.12	11.65	27.20	30.14	32.85	36.19	38.58
20	7.434	8.260	9.591	10.85	12.44	28.41	31.41	34.17	37.57	40.00
21	8.034	8.897	10.28	11.59	13.24	29.62	32.67	35.48	38.93	41.40
22	8.643	9.542	10.98	12.34	14.04	30.81	33.92	36.78	40.29	42.80
23	9.260	10.20	11.69	13.09	14.85	32.01	35.17	38.08	41.64	44.18
24	9.886	10.86	12.40	13.85	15.66	33.20	36.42	39.36	42.98	45.56
25	10.52	11.52	13.12	14.61	16.47	34.38	37.65	40.65	44.31	46.93
26	11.16	12.20	13.84	15.38	17.29	35.56	38.89	41.92	45.64	48.29
27	11.81	12.88	14.57	16.15	18.11	36.74	40.11	43.19	46.96	49.64
28	12.46	13.56	15.31	16.93	18.94	37.92	41.34	44.46	48.28	50.99
29	13.12	14.26	16.05	17.71	19.77	39.09	42.56	45.72	49.59	52.34
30	13.79	14.95	16.79	18.49	20.60	40.26	43.77	46.98	50.89	53.67
32	15.13	16.36	18.29	20.07	22.27	42.58	46.19	49.48	53.49	56.33
34	16.50	17.79	19.81	21.66	23.95	44.90	48.60	51.97	56.06	58.96
36	17.89	19.23	21.34	23.27	25.64	47.21	51.00	54.44	58.62	61.58
38	19.29	20.69	22.88	24.88	27.34	49.51	53.38	56.90	61.16	64.18
40	20.71	22.16	24.43	26.51	29.05	51.81	55.76	59.34	63.69	66.77
45	24.31	25.90	28.37	30.61	33.35	57.51	61.66	65.41	69.96	73.17
50	27.99	29.71	32.36	34.76	37.69	63.17	67.50	71.42	76.15	79.49
55	31.73	33.57	36.40	38.96	42.06	68.80	73.31	77.38	82.29	85.75
60	35.53	37.48	40.48	43.19	46.46	74.40	79.08	83.30	88.38	91.95
70	43.28	45.44	48.76	51.74	55.33	85.53	90.53	95.02	100.4	104.2
80	51.17	53.54	57.15	60.39	64.28	96.58	101.9	106.6	112.3	116.3
100	67.33	70.06	74.22	77.93	82.36	118.5	124.3	129.6	135.8	140.2
120	83.85	86.92	91.57	95.70	100.6	140.2	146.6	152.2	159.0	163.6
150	109.1	112.7	118.0	122.7	128.3	172.6	179.6	185.8	193.2	198.4

F 分布表 $(\alpha = 0.95)$

	1	2	3	4	5	6	7	8	9	10	12	14
1	161	200	216	225	230	234	237	239	241	242	244	245
2	18.5	19.0	19.2	19.2	19.3	19.3	19.4	19.4	19.4	19.4	19.4	19.4
3	10.1	9.55	9.28	9.12	9.01	8.94	8.89	8.85	8.81	8.79	8.74	8.71
4	7.71	6.94	6.59	6.39	6.26	6.16	6.09	6.04	6.00	5.96	5.91	5.87
5	6.61	5.79	5.41	5.19	5.05	4.95	4.88	4.82	4.77	4.74	4.68	4.64
6	5.99	5.14	4.76	4.53	4.39	4.28	4.21	4.15	4.10	4.06	4.00	3.96
7	5.59	4.74	4.35	4.12	3.97	3.87	3.79	3.73	3.68	3.64	3.57	3.53
8	5.32	4.46	4.07	3.84	3.69	3.58	3.50	3.44	3.39	3.35	3.28	3.24
9	5.12	4.26	3.86	3.63	3.48	3.37	3.29	3.23	3.18	3.14	3.07	3.03
10	4.96	4.10	3.71	3.48	3.33	3.22	3.14	3.07	3.02	2.98	2.91	2.86
11	4.84	3.98	3.59	3.36	3.20	3.09	3.01	2.95	2.90	2.85	2.79	2.74
12	4.75	3.89	3.49	3.26	3.11	3.00	2.91	2.85	2.80	2.75	2.69	2.64
13	4.67	3.81	3.41	3.18	3.03	2.92	2.83	2.77	2.71	2.67	2.60	2.55
14	4.60	3.74	3.34	3.11	2.96	2.85	2.76	2.70	2.65	2.60	2.53	2.48
15	4.54	3.68	3.29	3.06	2.90	2.79	2.71	2.64	2.59	2.54	2.48	2.42
16	4.49	3.63	3.24	3.01	2.85	2.74	2.66	2.59	2.54	2.49	2.42	2.37
17	4.45	3.59	3.20	2.96	2.81	2.70	2.61	2.55	2.49	2.45	2.38	2.33
18	4.41	3.55	3.16	2.93	2.77	2.66	2.58	2.51	2.46	2.41	2.34	2.29
19	4.38	3.52	3.13	2.90	2.74	2.63	2.54	2.48	2.42	2.38	2.31	2.26
20	4.35	3.49	3.10	2.87	2.71	2.60	2.51	2.45	2.39	2.35	2.28	2.22
21	4.32	3.47	3.07	2.84	2.68	2.57	2.49	2.42	2.37	2.32	2.25	2.20
22	4.30	3.44	3.05	2.82	2.66	2.55	2.46	2.40	2.34	2.30	2.23	2.17
23	4.28	3.42	3.03	2.80	2.64	2.53	2.44	2.37	2.32	2.27	2.20	2.15
24	4.26	3.40	3.01	2.78	2.62	2.51	2.42	2.36	2.30	2.25	2.18	2.13
25	4.24	3.39	2.99	2.76	2.60	2.49	2.40	2.34	2.28	2.24	2.16	2.11
26	4.23	3.37	2.98	2.74	2.59	2.47	2.39	2.32	2.27	2.22	2.15	2.09
27	4.21	3.35	2.96	2.73	2.57	2.46	2.37	2.31	2.25	2.20	2.13	2.08
28	4.20	3.34	2.95	2.71	2.56	2.45	2.36	2.29	2.24	2.19	2.12	2.06
29	4.18	3.33	2.93	2.70	2.55	2.43	2.35	2.28	2.22	2.18	2.10	2.05
30	4.17	3.32	2.92	2.69	2.53	2.42	2.33	2.27	2.21	2.16	2.09	2.04
32	4.15	3.29	2.90	2.67	2.51	2.40	2.31	2.24	2.19	2.14	2.07	2.01
34	4.13	3.28	2.88	2.65	2.49	2.38	2.29	2.23	2.17	2.12	2.05	1.99
36	4.11	3.26	2.87	2.63	2.48	2.36	2.28	2.21	2.15	2.11	2.03	1.98
38	4.10	3.24	2.85	2.62	2.46	2.35	2.26	2.19	2.14	2.09	2.02	1.96
40	4.08	3.23	2.84	2.61	2.45	2.34	2.25	2.18	2.12	2.08	2.00	1.95
50	4.03	3.18	2.79	2.56	2.40	2.29	2.20	2.13	2.07	2.03	1.95	1.89
60	4.00	3.15	2.76	2.53	2.37	2.25	2.17	2.10	2.04	1.99	1.92	1.86
80	3.96	3.11	2.72	2.49	2.33	2.21	2.13	2.06	2.00	1.95	1.88	1.82
100	3.94	3.09	2.70	2.46	2.31	2.19	2.10	2.03	1.97	1.93	1.85	1.79
200	3.89	3.04	2.65	2.42	2.26	2.14	2.06	1.98	1.93	1.88	1.80	1.74
∞	3.84	3.00	2.60	2.37	2.21	2.10	2.01	1.94	1.88	1.83	1.75	1.69

	16	18	20	25	30	35	40	50	60	80	100	∞
1	246	247	248	250	250	251	251	252	252	253	253	254
2	19.4	19.4	19.4	19.4	19.5	19.5	19.5	19.5	19.5	19.5	19.5	19.5
3	8.69	8.67	8.66	8.63	8.62	8.60	8.59	8.58	8.57	8.56	8.55	8.53
4	5.84	5.82	5.80	5.77	5.75	5.73	5.72	5.70	5.69	5.67	5.66	5.63
5	4.60	4.58	4.56	4.52	4.50	4.48	4.46	4.44	4.43	4.41	4.41	4.36
6	3.92	3.90	3.87	3.83	3.81	3.79	3.77	3.75	3.74	3.72	3.71	3.67
7	3.49	3.47	3.44	3.40	3.38	3.36	3.34	3.32	3.30	3.29	3.27	3.23
8	3.20	3.17	3.15	3.11	3.08	3.06	3.04	3.02	3.01	2.99	2.97	2.93
9	2.99	2.96	2.94	2.89	2.86	2.84	2.83	2.80	2.79	2.77	2.76	2.71
10	2.83	2.80	2.77	2.73	2.70	2.68	2.66	2.64	2.62	2.60	2.59	2.54
11	2.70	2.67	2.65	2.60	2.57	2.55	2.53	2.51	2.49	2.47	2.46	2.40
12	2.60	2.57	2.54	2.50	2.47	2.44	2.43	2.40	2.38	2.36	2.35	2.30
13	2.51	2.48	2.46	2.41	2.38	2.36	2.34	2.31	2.30	2.27	2.26	2.21
14	2.44	2.41	2.39	2.34	2.31	2.28	2.27	2.24	2.22	2.20	2.19	2.13
15	2.38	2.35	2.33	2.28	2.25	2.22	2.20	2.18	2.16	2.14	2.12	2.07
16	2.33	2.30	2.28	2.23	2.19	2.17	2.15	2.12	2.11	2.08	2.07	2.01
17	2.29	2.26	2.23	2.18	2.15	2.12	2.10	2.08	2.06	2.03	2.02	1.96
18	2.25	2.22	2.19	2.14	2.11	2.08	2.06	2.04	2.02	1.99	1.98	1.92
19	2.21	2.18	2.16	2.11	2.07	2.05	2.03	2.00	1.98	1.96	1.94	1.88
20	2.18	2.15	2.12	2.07	2.04	2.01	1.99	1.97	1.95	1.92	1.91	1.84
21	2.16	2.12	2.10	2.05	2.01	1.98	1.96	1.94	1.92	1.89	1.88	1.81
22	2.13	2.10	2.07	2.02	1.98	1.96	1.94	1.91	1.89	1.86	1.85	1.78
23	2.11	2.08	2.05	2.00	1.96	1.93	1.91	1.88	1.86	1.84	1.82	1.76
24	2.09	2.05	2.03	1.97	1.94	1.91	1.89	1.86	1.84	1.82	1.80	1.73
25	2.07	2.04	2.01	1.96	1.92	1.89	1.87	1.84	1.82	1.80	1.78	1.71
26	2.05	2.02	1.99	1.94	1.90	1.87	1.85	1.82	1.80	1.78	1.76	1.69
27	2.04	2.00	1.97	1.92	1.88	1.86	1.84	1.81	1.79	1.76	1.74	1.67
28	2.02	1.99	1.96	1.91	1.87	1.84	1.82	1.79	1.77	1.74	1.73	1.65
29	2.01	1.97	1.94	1.89	1.85	1.83	1.81	1.77	1.75	1.73	1.71	1.64
30	1.99	1.96	1.93	1.88	1.84	1.81	1.79	1.76	1.74	1.71	1.70	1.62
32	1.97	1.94	1.91	1.85	1.82	1.79	1.77	1.74	1.71	1.69	1.67	1.59
34	1.95	1.92	1.89	1.83	1.80	1.77	1.75	1.71	1.69	1.66	1.65	1.57
36	1.93	1.90	1.87	1.81	1.78	1.75	1.73	1.69	1.67	1.64	1.62	1.55
38	1.92	1.88	1.85	1.80	1.76	1.73	1.71	1.68	1.65	1.62	1.61	1.53
40	1.90	1.87	1.84	1.78	1.74	1.72	1.69	1.66	1.64	1.61	1.59	1.51
50	1.85	1.81	1.78	1.73	1.69	1.66	1.63	1.60	1.58	1.54	1.52	1.44
60	1.82	1.78	1.75	1.69	1.65	1.62	1.59	1.56	1.53	1.50	1.48	1.39
80	1.77	1.73	1.70	1.64	1.60	1.57	1.54	1.51	1.48	1.45	1.43	1.33
100	1.75	1.71	1.68	1.62	1.57	1.54	1.52	1.48	1.45	1.41	1.39	1.29
200	1.69	1.66	1.62	1.56	1.52	1.48	1.46	1.41	1.39	1.35	1.32	1.19
∞	1.64	1.60	1.57	1.51	1.46	1.42	1.39	1.35	1.32	1.28	1.24	1.00

F 分布表 $(\alpha = 0.99)$

	1	2	3	4	5	6	7	8	9	10	12	14
1	4050	5000	5400	5620	5760	5860	5930	5980	6020	6060	6110	6140
2	98.5	99.0	99.2	99.2	99.3	99.3	99.4	99.4	99.4	99.4	99.4	99.4
3	34.1	30.8	29.5	28.7	28.2	27.9	27.7	27.5	27.3	27.2	27.1	26.9
4	21.2	18.0	16.7	16.0	15.5	15.2	15.0	14.8	14.7	14.5	14.4	14.2
5	16.3	13.3	12.1	11.4	11.0	10.7	10.5	10.3	10.2	10.1	9.89	9.77
6	13.7	10.9	9.78	9.15	8.75	8.47	8.26	8.10	7.98	7.87	7.72	7.60
7	12.2	9.55	8.45	7.85	7.46	7.19	6.99	6.84	6.72	6.62	6.47	6.36
8	11.3	8.65	7.59	7.01	6.63	6.37	6.18	6.03	5.91	5.81	5.67	5.56
9	10.6	8.02	6.99	6.42	6.06	5.80	5.61	5.47	5.35	5.26	5.11	5.01
10	10.0	7.56	6.55	5.99	5.64	5.39	5.20	5.06	4.94	4.85	4.71	4.60
11	9.65	7.21	6.22	5.67	5.32	5.07	4.89	4.74	4.63	4.54	4.40	4.29
12	9.33	6.93	5.95	5.41	5.06	4.82	4.64	4.50	4.39	4.30	4.16	4.05
13	9.07	6.70	5.74	5.21	4.86	4.62	4.44	4.30	4.19	4.10	3.96	3.86
14	8.86	6.51	5.56	5.04	4.69	4.46	4.28	4.14	4.03	3.94	3.80	3.70
15	8.68	6.36	5.42	4.89	4.56	4.32	4.14	4.00	3.89	3.80	3.67	3.56
16	8.53	6.23	5.29	4.77	4.44	4.20	4.03	3.89	3.78	3.69	3.55	3.45
17	8.40	6.11	5.18	4.67	4.34	4.10	3.93	3.79	3.68	3.59	3.46	3.35
18	8.29	6.01	5.09	4.58	4.25	4.01	3.84	3.71	3.60	3.51	3.37	3.27
19	8.18	5.93	5.01	4.50	4.17	3.94	3.77	3.63	3.52	3.43	3.30	3.19
20	8.10	5.85	4.94	4.43	4.10	3.87	3.70	3.56	3.46	3.37	3.23	3.13
21	8.02	5.78	4.87	4.37	4.04	3.81	3.64	3.51	3.40	3.31	3.17	3.07
22	7.95	5.72	4.82	4.31	3.99	3.76	3.59	3.45	3.35	3.26	3.12	3.02
23	7.88	5.66	4.76	4.26	3.94	3.71	3.54	3.41	3.30	3.21	3.07	2.97
24	7.82	5.61	4.72	4.22	3.90	3.67	3.50	3.36	3.26	3.17	3.03	2.93
25	7.77	5.57	4.68	4.18	3.85	3.63	3.46	3.32	3.22	3.13	2.99	2.89
26	7.72	5.53	4.64	4.14	3.82	3.59	3.42	3.29	3.18	3.09	2.96	2.86
27	7.68	5.49	4.60	4.11	3.78	3.56	3.39	3.26	3.15	3.06	2.93	2.82
28	7.64	5.45	4.57	4.07	3.75	3.53	3.36	3.23	3.12	3.03	2.90	2.79
29	7.60	5.42	4.54	4.04	3.73	3.50	3.33	3.20	3.09	3.00	2.87	2.77
30	7.56	5.39	4.51	4.02	3.70	3.47	3.30	3.17	3.07	2.98	2.84	2.74
32	7.50	5.34	4.46	3.97	3.65	3.43	3.26	3.13	3.02	2.93	2.80	2.70
34	7.44	5.29	4.42	3.93	3.61	3.39	3.22	3.09	2.98	2.89	2.76	2.66
36	7.40	5.25	4.38	3.89	3.57	3.35	3.18	3.05	2.95	2.86	2.72	2.62
38	7.35	5.21	4.34	3.86	3.54	3.32	3.15	3.02	2.92	2.83	2.69	2.59
40	7.31	5.18	4.31	3.83	3.51	3.29	3.12	2.99	2.89	2.80	2.66	2.56
50	7.17	5.06	4.20	3.72	3.41	3.19	3.02	2.89	2.78	2.70	2.56	2.46
60	7.08	4.98	4.13	3.65	3.34	3.12	2.95	2.82	2.72	2.63	2.50	2.39
80	6.96	4.88	4.04	3.56	3.26	3.04	2.87	2.74	2.64	2.55	2.42	2.31
100	6.90	4.82	3.98	3.51	3.21	2.99	2.82	2.69	2.59	2.50	2.37	2.27
200	6.76	4.71	3.88	3.41	3.11	2.89	2.73	2.60	2.50	2.41	2.27	2.17
∞	6.64	4.60	3.78	3.32	3.02	2.80	2.64	2.51	2.41	2.32	2.18	2.08

	16	18	20	25	30	35	40	50	60	80	100	∞
1	6170	6190	6210	6230	6260	6270	6290	6300	6310	6320	6330	6370
2	99.4	99.4	99.4	99.5	99.5	99.5	99.5	99.5	99.5	99.5	99.5	99.5
3	26.8	26.8	26.7	26.6	26.5	26.4	26.4	26.3	26.3	26.3	26.2	26.1
4	14.2	14.1	14.0	13.9	13.8	13.8	13.7	13.7	13.7	13.6	13.6	13.5
5	9.68	9.61	9.55	9.45	9.38	9.33	9.29	9.24	9.20	9.16	9.13	9.02
6	7.52	7.45	7.40	7.30	7.23	7.18	7.14	7.09	7.06	7.01	6.99	6.88
7	6.28	6.21	6.16	6.06	5.99	5.94	5.91	5.86	5.82	5.78	5.75	5.65
8	5.48	5.41	5.36	5.26	5.20	5.15	5.12	5.07	5.03	4.99	4.96	4.86
9	4.92	4.86	4.81	4.71	4.65	4.60	4.57	4.52	4.48	4.44	4.41	4.31
10	4.52	4.46	4.41	4.31	4.25	4.20	4.17	4.12	4.08	4.04	4.01	3.91
11	4.21	4.15	4.10	4.01	3.94	3.89	3.86	3.81	3.78	3.73	3.71	3.60
12	3.97	3.91	3.86	3.76	3.70	3.65	3.62	3.57	3.54	3.49	3.47	3.36
13	3.78	3.72	3.66	3.57	3.51	3.46	3.43	3.38	3.34	3.30	3.27	3.16
14	3.62	3.56	3.51	3.41	3.35	3.30	3.27	3.22	3.18	3.14	3.11	3.00
15	3.49	3.42	3.37	3.28	3.21	3.17	3.13	3.08	3.05	3.00	2.98	2.87
16	3.37	3.31	3.26	3.16	3.10	3.05	3.02	2.97	2.93	2.89	2.86	2.75
17	3.27	3.21	3.16	3.07	3.00	2.96	2.92	2.87	2.83	2.79	2.76	2.65
18	3.19	3.13	3.08	2.98	2.92	2.87	2.84	2.78	2.75	2.70	2.68	2.57
19	3.12	3.05	3.00	2.91	2.84	2.80	2.76	2.71	2.67	2.63	2.60	2.49
20	3.05	2.99	2.94	2.84	2.78	2.73	2.69	2.64	2.61	2.56	2.54	2.42
21	2.99	2.93	2.88	2.79	2.72	2.67	2.64	2.58	2.55	2.50	2.48	2.36
22	2.94	2.88	2.83	2.73	2.67	2.62	2.58	2.53	2.50	2.45	2.42	2.31
23	2.89	2.83	2.78	2.69	2.62	2.57	2.54	2.48	2.45	2.40	2.37	2.26
24	2.85	2.79	2.74	2.64	2.58	2.53	2.49	2.44	2.40	2.36	2.33	2.21
25	2.81	2.75	2.70	2.60	2.54	2.49	2.45	2.40	2.36	2.32	2.29	2.17
26	2.78	2.72	2.66	2.57	2.50	2.45	2.42	2.36	2.33	2.28	2.25	2.13
27	2.75	2.68	2.63	2.54	2.47	2.42	2.38	2.33	2.29	2.25	2.22	2.10
28	2.72	2.65	2.60	2.51	2.44	2.39	2.35	2.30	2.26	2.22	2.19	2.06
29	2.69	2.63	2.57	2.48	2.41	2.36	2.33	2.27	2.23	2.19	2.16	2.03
30	2.66	2.60	2.55	2.45	2.39	2.34	2.30	2.25	2.21	2.16	2.13	2.01
32	2.62	2.55	2.50	2.41	2.34	2.29	2.25	2.20	2.16	2.11	2.08	1.96
34	2.58	2.51	2.46	2.37	2.30	2.25	2.21	2.16	2.12	2.07	2.04	1.91
36	2.54	2.48	2.43	2.33	2.26	2.21	2.18	2.12	2.08	2.03	2.00	1.87
38	2.51	2.45	2.40	2.30	2.23	2.18	2.14	2.09	2.05	2.00	1.97	1.84
40	2.48	2.42	2.37	2.27	2.20	2.15	2.11	2.06	2.02	1.97	1.94	1.81
50	2.38	2.32	2.27	2.17	2.10	2.05	2.01	1.95	1.91	1.86	1.82	1.68
60	2.31	2.25	2.20	2.10	2.03	1.98	1.94	1.88	1.84	1.78	1.75	1.60
80	2.23	2.17	2.12	2.01	1.94	1.89	1.85	1.79	1.75	1.69	1.65	1.49
100	2.19	2.12	2.07	1.97	1.89	1.84	1.80	1.74	1.69	1.63	1.60	1.43
200	2.09	2.03	1.97	1.87	1.79	1.74	1.69	1.63	1.58	1.52	1.48	1.28
∞	2.00	1.93	1.88	1.78	1.70	1.64	1.59	1.52	1.47	1.41	1.36	1.00

ウィルコクソンの符号つき順位和検定のための $T(\alpha, n)$ 値

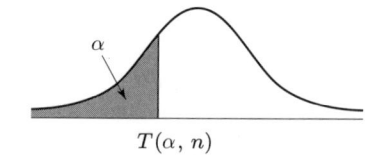

$T(\alpha, n)$

ウィルコクソンの符号つき順位和検定表

	α			
n	0.005	0.010	0.025	0.050
5				0
6			0	2
7		0	2	3
8	0	1	3	5
9	1	3	5	8
10	3	5	8	10
11	5	7	10	13
12	7	9	13	17
13	9	12	17	21
14	12	15	21	25
15	15	19	25	30
16	19	23	29	35
17	23	27	34	41
18	27	32	40	47
19	32	37	46	53
20	37	43	52	60
21	42	49	58	67
22	48	55	65	75
23	54	62	73	83
24	61	69	81	91
25	68	76	89	100
26	75	84	98	110
27	83	92	107	119
28	91	101	116	130
29	100	110	126	140
30	109	120	137	151

ウィルコクソンの順位和検定のための $W_\alpha(m, n)$ の値

$\alpha = 0.025,\ 0.05 \qquad m \leq n \leq 20$

ここで $W_{1-\alpha}(m,n) = m(m+n+1) - W_\alpha(m,n)$

m	n	.025	.050	m	n	.025	.050	m	n	.025	.050	m	n	.025	.050
2	5		3	4	17	21	25	7	19	60	65	11	20	128	135
	6		3		18	22	26		20	62	67	12	12	115	120
	7		3		19	23	27	8	8	49	51		13	119	125
	8	3	4		20	24	28		9	51	54		14	123	129
	9	3	4	5	5	17	19		10	53	56		15	127	133
	10	3	4		6	18	20		11	55	59		16	131	138
	11	3	4		7	20	21		12	58	62		17	135	142
	12	4	5		8	21	23		13	60	64		18	139	146
	13	4	5		9	22	24		14	62	67		19	143	150
	14	4	6		10	23	26		15	65	69		20	147	155
	15	4	6		11	24	27		16	67	72	13	13	136	142
	16	4	6		12	26	28		17	70	75		14	141	147
	17	5	6		13	27	30		18	72	77		15	145	152
	18	5	7		14	28	31		19	74	80		16	150	156
	19	5	7		15	29	33		20	77	83		17	154	161
	20	5	7		16	30	34	9	9	62	66		18	158	166
3	3		6		17	32	35		10	65	69		19	163	171
	4		6		18	33	37		11	68	72		20	167	175
	5	6	7		19	34	38		12	71	75	14	14	160	166
	6	7	8		20	35	40		13	73	78		15	164	171
	7	7	8	6	6	26	28		14	76	81		16	169	176
	8	8	9		7	27	29		15	79	84		17	172	182
	9	8	10		8	29	31		16	82	87		18	179	187
	10	9	10		9	31	33		17	84	90		19	183	192
	11	9	11		10	32	35		18	87	93		20	188	197
	12	10	11		11	34	37		19	90	96	15	15	184	192
	13	10	12		12	35	38		20	93	99		16	190	197
	14	11	13		13	37	40	10	10	78	82		17	195	203
	15	11	13		14	38	42		11	81	86		18	200	208
	16	12	14		15	40	44		12	84	89		19	205	214
	17	12	15		16	42	46		13	88	92		20	210	220
	18	13	15		17	43	47		14	91	96	16	16	211	219
	19	13	16		18	45	49		15	94	99		17	217	225
	20	14	17		19	46	51		16	97	103		18	222	231
4	4	10	11		20	48	53		17	100	106		19	228	237
	5	11	12	7	7	36	39		18	103	110		20	234	243
	6	12	13		8	38	41		19	107	113	17	17	240	249
	7	13	14		9	40	43		20	110	117		18	246	255
	8	14	15		10	42	45	11	11	96	100		19	252	262
	9	14	16		11	44	47		12	99	104		20	258	268
	10	15	17		12	46	49		13	103	108	18	18	270	280
	11	16	18		13	48	52		14	106	112		19	277	287
	12	17	19		14	50	54		15	110	116		20	283	294
	13	18	20		15	52	56		16	113	120	19	19	303	313
	14	19	21		16	54	58		17	117	123		20	309	320
	15	20	22		17	56	61		18	121	127	20	20	337	348
	16	21	24		18	58	63		19	124	131				

テューキーの表（$\alpha = 0.05$）　↓自由度　→ 処理数

	2	3	4	5	6	7	8	9	10
1	17.97	26.98	32.82	37.08	40.41	43.12	45.40	47.36	49.07
2	6.08	8.33	9.80	10.88	11.74	12.44	13.03	13.54	13.99
3	4.50	5.91	6.82	7.50	8.04	8.48	8.85	9.18	9.46
4	3.93	5.04	5.76	6.29	6.71	7.05	7.35	7.60	7.83
5	3.64	4.60	5.22	5.67	6.03	6.33	6.58	6.80	6.99
6	3.46	4.34	4.90	5.30	5.63	5.90	6.12	6.32	6.49
7	3.34	4.16	4.68	5.06	5.36	5.61	5.82	6.00	6.16
8	3.26	4.04	4.53	4.89	5.17	5.40	5.60	5.77	5.92
9	3.20	3.95	4.41	4.76	5.02	5.24	5.43	5.59	5.74
10	3.15	3.88	4.33	4.65	4.91	5.12	5.30	5.46	5.60
11	3.11	3.82	4.26	4.57	4.82	5.03	5.20	5.35	5.49
12	3.08	3.77	4.20	4.51	4.75	4.95	5.12	5.27	5.39
13	3.06	3.73	4.15	4.45	4.69	4.88	5.05	5.19	5.32
14	3.03	3.70	4.11	4.41	4.64	4.83	4.99	5.13	5.25
15	3.01	3.67	4.08	4.37	4.59	4.78	4.94	5.08	5.20
16	3.00	3.65	4.05	4.33	4.56	4.74	4.90	5.03	5.15
17	2.98	3.63	4.02	4.30	4.52	4.70	4.86	4.99	5.11
18	2.97	3.61	4.00	4.28	4.49	4.67	4.82	4.96	5.07
19	2.96	3.59	3.98	4.25	4.47	4.65	4.79	4.92	5.04
20	2.95	3.58	3.96	4.23	4.45	4.62	4.77	4.90	5.01
30	2.89	3.49	3.85	4.10	4.30	4.46	4.60	4.72	4.82
40	2.86	3.44	3.79	4.04	4.23	4.39	4.52	4.63	4.73
60	2.83	3.40	3.74	3.98	4.16	4.31	4.44	4.55	4.65
120	2.80	3.36	3.68	3.92	4.10	4.24	4.36	4.47	4.56
∞	2.77	3.31	2.63	3.86	4.03	4.17	4.29	4.39	4.47

ダネットの t' 値（コントロール群との比較）の表（$\alpha = 0.05$）

自由度	コントロール群を除く処理群の数							
	2	3	4	5	6	7	8	9
10	2.57	2.76	2.89	2.99	3.07	3.14	3.19	3.24
11	2.53	2.72	2.84	2.94	3.02	3.08	3.14	3.19
12	2.50	2.68	2.81	2.90	2.98	3.04	3.09	3.14
13	2.48	2.65	2.78	2.87	2.94	3.00	3.06	3.10
14	2.46	2.63	2.75	2.84	2.91	2.97	3.02	3.07
15	2.44	2.61	2.73	2.82	2.89	2.95	3.00	3.04
16	2.42	2.59	2.71	2.80	2.87	2.92	2.97	3.02
17	2.41	2.58	2.69	2.78	2.85	2.90	2.95	3.00
18	2.40	2.56	2.68	2.76	2.83	2.89	2.94	2.98
19	2.39	2.55	2.66	2.75	2.81	2.87	1.92	2.96
20	2.38	2.54	2.65	2.73	2.80	2.86	2.90	2.95
24	2.35	2.51	2.61	2.70	2.76	2.81	2.86	2.90
30	2.32	2.47	2.58	2.66	2.72	2.77	2.82	2.86
40	2.29	2.44	2.54	2.62	2.68	2.73	2.77	2.81
60	2.27	2.41	2.51	2.58	2.64	2.69	2.73	2.77
120	2.24	2.38	2.47	2.55	2.60	2.65	2.69	2.73
∞	2.21	2.35	2.44	2.51	2.57	2.61	2.65	2.69

ダネットの t' 値（コントロール群との比較）の表（$\alpha = 0.10$）

自由度	コントロール群を除く処理群の数							
	2	3	4	5	6	7	8	9
10	2.15	2.34	2.47	2.56	2.64	2.70	2.76	2.81
11	2.13	2.31	2.44	2.53	2.60	2.67	2.72	2.77
12	2.11	2.29	2.41	2.50	2.58	2.64	2.69	2.74
13	2.09	2.27	2.39	2.48	2.55	2.61	2.66	2.71
14	2.08	2.25	2.37	2.46	2.53	2.59	2.64	2.69
15	2.07	2.24	2.36	2.44	2.51	2.57	2.62	2.67
16	2.06	2.23	2.34	2.43	2.50	2.56	2.61	2.65
17	2.05	2.22	2.33	2.42	2.49	2.54	2.59	2.64
18	2.04	2.21	2.32	2.41	2.48	2.53	2.58	2.62
19	2.03	2.20	2.31	2.40	2.47	2.52	2.57	2.61
20	2.03	2.19	2.30	2.39	2.46	2.51	2.56	2.60
24	2.01	2.17	2.28	2.36	2.43	2.48	2.53	2.57
30	1.99	2.15	2.25	2.33	2.40	2.45	2.50	2.54
40	1.97	2.13	2.23	2.31	2.37	2.42	2.47	2.51
60	1.95	2.10	2.21	2.28	2.35	2.39	2.44	2.48
120	1.93	2.08	2.18	2.26	2.32	2.37	2.41	2.45
∞	1.92	2.06	2.16	2.23	2.29	2.34	2.38	2.42

索 引

著者紹介

今野 秀二（こんの しゅうじ）

1957 年	北海道大学理学部卒業
1962〜88 年	大阪大学助手〜助教授
1988〜99 年	神戸薬科大学教授
	理学博士
著　書	『新講解析学』（学術図書出版社）共著

味村 良雄（みむら よしお）

1966 年	大阪大学理学部数学科卒業
1968〜98 年	山口大学，神戸大学，大阪電気通信大学
1998〜2012 年	神戸薬科大学教授
	理学博士（大阪大学）
訳　書	『2 次形式と直交群』（シュプリンガー東京）共訳

2003 年 10 月 22 日	初　版　第 1 刷発行
2006 年　4 月 24 日	初　版　第 2 刷発行
2008 年　3 月 17 日	第 2 版　第 1 刷発行
2009 年　9 月 28 日	第 2 版　第 2 刷発行
2012 年　8 月 28 日	第 3 版　第 1 刷発行
2017 年　3 月 13 日	第 3 版　第 3 刷発行
2019 年　1 月 29 日	第 4 版　第 1 刷発行
2023 年　1 月 26 日	第 4 版　第 3 刷発行

医学・薬学系のための
生物統計学入門 ［第4版］

著　者	今野秀二／味村良雄　©2019
発行者	橋本豪夫
発行所	ムイスリ出版株式会社

〒169-0075
東京都新宿区高田馬場 4-2-9
Tel.(03)3362-9241(代表)　Fax.(03)3362-9145　振替 00110-2-102907

ISBN978-4-89641-273-4 C3041